EDITORIAL

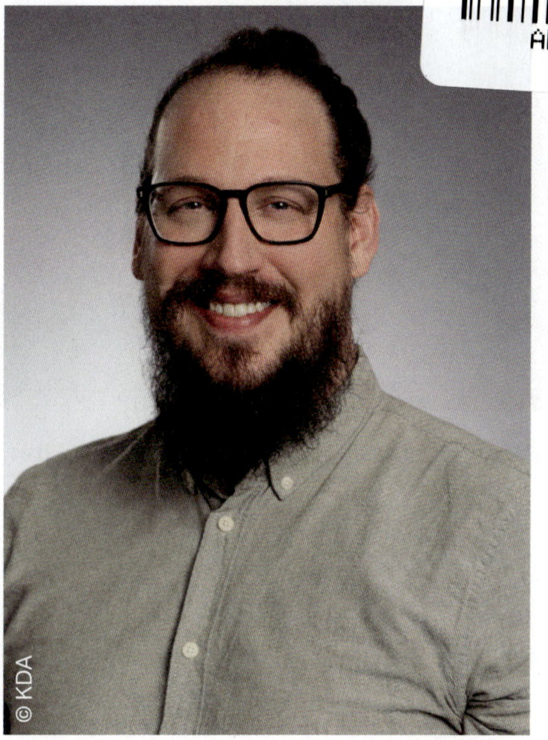

Christian Heerdt

Liebe Leserinnen und Leser,

Altern vollzieht sich nicht im luftleeren Raum. Es ist immer räumlich situiert – im Wohnen, im Quartier, in der Stadt, in sozialen und baulichen Infrastrukturen, die Selbstbestimmung ermöglichen oder begrenzen, Teilhabe fördern oder erschweren. Gleichwohl wurde Raum in der gerontologischen, sozialpolitischen und planerischen Debatte lange eher als Rahmenbedingung denn als aktive Gestaltungsgröße des Alterns behandelt. Mit diesem Schwerpunktheft von ProAlter rücken wir Raumgestaltung und Raumerleben daher bewusst als zentrale Kategorien einer Gesellschaft des langen Lebens in den Mittelpunkt.

Der rote Faden dieses Schwerpunktheftes speist sich aus einer Perspektive, die das Kuratorium Deutsche Altershilfe seit vielen Jahrzehnten prägt: die Einsicht, dass Fragen des Alterns untrennbar mit Fragen des Wohnens, des Sozialraums und der kommunalen Daseinsvorsorge verbunden sind. Raum- und Stadtentwicklung erscheinen hier nicht als nachgeordnete Themen, sondern als zentrale Gestaltungsfelder einer Gesellschaft des langen Lebens. Alter(n)sgerechte Stadtentwicklung ist keine Spezialaufgabe einzelner Ressorts, sondern eine Querschnittsaufgabe kommunalen Handelns – mit hoher Relevanz für Prävention, Teilhabe, soziale Kohäsion und die Zukunftsfähigkeit von Städten und Kommunen insgesamt.

Der Ausblick auf das nachfolgende Schwerpunktheft richtet sich bewusst auf das Wohnen im Alter als zentralen Ankerpunkt. Im Wohnen verdichten sich Fragen von Autonomie, Sicherheit, Gemeinschaft und Versorgung in besonderer Weise. Wie Wohnen gestaltet wird – räumlich, sozial und politisch – entscheidet maßgeblich darüber, ob Städte dem demografischen Wandel gestaltend begegnen oder lediglich reagieren. Dass das kommende Heft sich mit dem Schwerpunkt Wohnen befasst, ist daher kein Zufall, sondern Ausdruck eines kontinuierlichen Engagements: Wohnen, Sozialraum und Stadt bleiben Schlüsselthemen für die Gestaltung einer solidarischen, inklusiven und demokratischen Gesellschaft des langen Lebens.

Ich wünsche Ihnen eine anregende Lektüre.

Ihr Christian Heerdt,
Herausgeberkreis von ProAlter

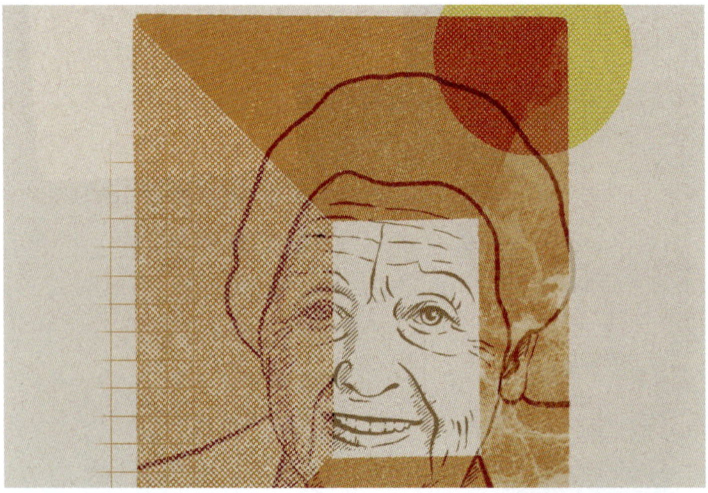

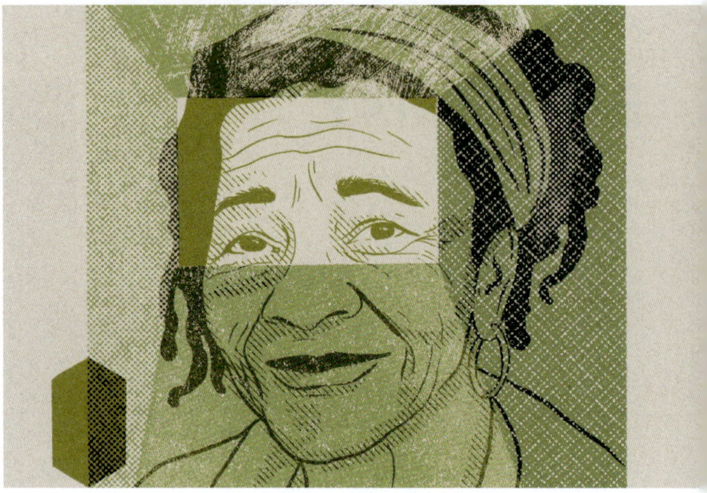

4 **Schwerpunkt** Raumgestaltung und Raumerleben im Alter

INHALT

Schwerpunkt
Raumgestaltung und Raumerleben im Alter

Management

Ethik

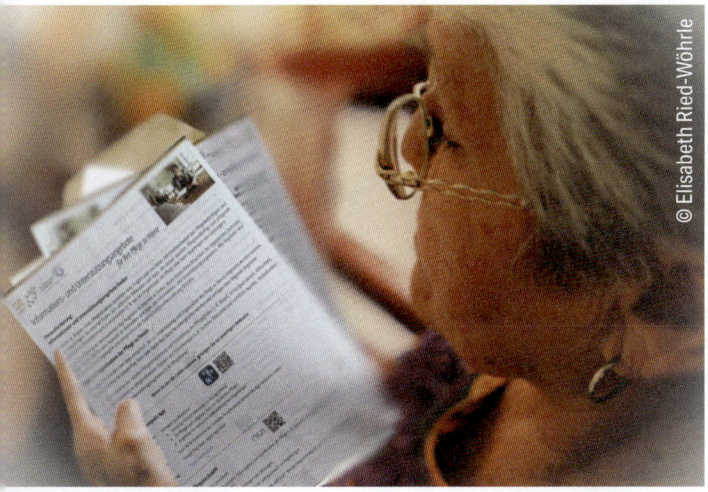

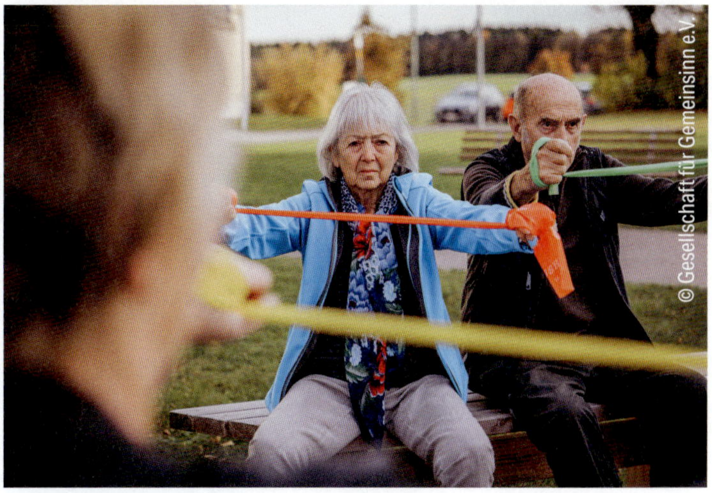

Menschen

Leben

Forschung

Altern und Raum als Thema der ökologischen Alternsforschung

Ein historischer Blick auf drei Generationen von Modellen und was uns das heute in der Praxis bringt

Raum- und Stadtplanung im Alter erfolgt nicht losgelöst von wissenschaftlichen Diskussionen. Eine Orientierung dafür kann die sogenannte ökologische Alternsforschung bieten. Dort werden Altern und Raum zu Inhalten empirischer Studien, zum Beispiel zu Wohnen, Mobilität, oder Nachbarschaft. Daneben werden aber auch Theorien und Modelle zum Verständnis der Beziehung von Mensch und Raum eingeführt und geprüft. Wozu sollten wir uns in der Praxis mit Theorien zu Altern und Raum befassen? Was sagen sie uns über das Verständnis von Altern von Umwelt im Laufe der Zeit und wo stehen wir heute? Der folgende Beitrag will diese Fragen kurz erläutern und alle Leser*innen einladen, selbst weiterzuforschen und mitzudiskutieren.

Ökologische Alternsforschung

Die ökologische Alternsforschung betont die Beziehung zwischen Raum und Altern aus wissenschaftlicher Perspektive (Oswald 2018) und zielt auch darauf ab, diese Beziehung und damit Lebensqualität im Alter zu verbessern. Im Folgenden werden drei Generationen von Theorien zu Raum und Altern in ungefährer historischer Reihung vorgestellt, die jeweils auf eine Beziehungsqualität von Mensch und Umwelt fokussieren. Diese drei Qualitäten sind Person-Umwelt-Interaktion, Transaktion und Ko-Konstruktion (siehe Abbildung). Der Versuch dieser Einteilung geht zurück auf einen Beitrag, der gemeinsam mit Kolleg*innen entwickelt wurde und sich ausführlich mit der Theorieentwicklung in der ökologischen Alternsforschung befasst sowie weiterführende Literatur enthält (Oswald et al. 2024). Dabei ist klar, dass die Einteilung in drei Generationen von Theorien vereinfachend und grob ist und vor allem heuristischen Zwecken der Übersicht für die Praxis dient. Wozu sollten wir aber überhaupt theoretisch über Raum und Altern nachdenken? Mindestens zwei Antworten liegen nahe: Zum einen, um das Altern vor Ort („Ageing in Place“) und die Rolle des Raums heute und immer wieder neu zu überdenken. Zum anderen, um zu ermitteln, was gut zur Analyse altbekannter und neuer Herausforderungen des Alterns passt.

Analyse altbekannter und neuer Herausforderungen

Im Zentrum steht also die Frage, ob und welche Theorien sinnvoll sind zur Analyse von altbekannten und von neuen, aktuellen Themen und Fragen mit Blick auf den Austausch von Raum und Altern. Zu den altbekannten Themen gehören beispielsweise Fragen der Ermöglichung und Verbesserung des Zugangs, der Orientierung und der Ressourcennutzung zu Hause und in der Nachbarschaft (Stichwort: Barrierefreiheit), die Unterstützung und Erhaltung von Privatheit, Bequemlichkeit, Rückzug und Erholung, sozialem Austausch, Teilhabe und Einbindung in die Gemeinschaft, Fragen der Identitätserhaltung und Sinnstiftung, oder der Blick auf Umwelt als sozial-räumliche Rahmung über verschiedene Zeiträume hinweg (Biografie, Jahre, Monate, Wochen, Tage, Stunden). Zu den neuen Themen gehören Megatrends jenseits des demografischen Wandels, wie Digitalisierung oder Klimawandel im Zusammenhang mit Austausch von Raum und Altern. Wie kann beispielsweise der Einsatz von Technologie zur besseren Ortsbindung in einer digitalisierten Welt beitragen? Diese Fragen stellen sich vor dem Hintergrund zunehmend vielfältigerer Alternsprozesse, beispielsweise mit Blick auf Auswirkungen von Migration, sozialer Ungleichheit, ethnischer

Zugehörigkeit, kognitivem Status oder Lebensstil. Hinzu kommen Innovationen in gemeindebasierten Wohnformen und Unterstützungs-/Pflegenetzwerken oder politischen Bewegungen (Stichwort: altersfreundliche Städte und Gemeinden).

Theorien der ersten Generation zu Raum und Altern

Theorien der ersten Generation, darunter wegweisende Konzepte, haben das Feld historisch geprägt, weil sie erstmals die Rolle des Raums für das Altern herausstellten. Diese Theorien legten den Schwerpunkt auf die räumliche Umwelt, vor allem das häusliche Umfeld und Pflegeeinrichtungen, und befassten sich vorwiegend mit der Beziehung zwischen der Person (P) und der Umwelt (U) als Interaktion. Es werden drei Ansätze vorgestellt.

M. Powell Lawton und Lucille Nahemow (1973) beschreiben in ihrer „Umwelttheorie des Alterns" (ETA) Verhalten und Wohlbefinden in erster Linie als Funktion des Niveaus der persönlichen Kompetenz und des Umweltdrucks. Die Grundannahme der ETA ist, dass die Fähigkeit, sich verhaltensmäßig an bestehende räumlich-soziale Umweltbelastungen anzupassen, mit zunehmendem Alter aufgrund des nachlassenden Gesundheitszustands und zunehmender funktioneller Einschränkungen abnimmt. Gemäß der ETA können sich ältere Menschen mit geringerer Kompetenz nur an schwache Umweltbelastungen anpassen, um unabhängig zu bleiben. Im übertragenen Sinne können hingegen „starke" Menschen auch „schwere" Türen öffnen. Die ETA ist das am häufigsten zitierte konzeptionelle Modell der ökologischen Alternsforschung, und wurde empirisch oft in der häuslichen Umgebung und der unmittelbaren Nachbarschaft überprüft.

Ähnlich klassisch sind das Kongruenzmodell der Person-Umwelt-Passung (Fit) von Eva Kahana (1982) und das „Komplementaritäts-/Kongruenzmodell" von Frances M. und Abraham Carp (1984). Beide befassen sich mit dem Grad der P-U-Passung oder Nicht-Passung in mehreren Bereichen des Austauschs. Die Kernaussage lautet, dass das Ausmaß der persönlichen Kompetenz mit dem Ausmaß der objektiven Umweltbelastung (z. B. Barrieren) korrespondiert, was zu Anpassung (Fit) oder Fehlanpassung (Mangel an Fit) führt, wie in vielen Studien zu den Ergebnissen von Wohnautonomie und Kontinuität gezeigt wurde (z. B. Wahl et al. 2009). Ein dritter Ansatz betont dagegen nicht die objektive Ausstattung, sondern die subjektive Wahrnehmung des Raums und untermauert die Erfahrungsaspekte erlebter Umwelt. Das „Lebensverlaufsmodell der Umwelterfahrung" von Graham D. Rowles und John F. Watkins (2003) basiert auf qualitativen empirischen Belegen, die darauf hindeuten, dass die kognitiven und emotionalen Aspekte der Bedeutung des Zuhauses stark mit der Biografie verbunden sind. Obwohl ältere Menschen in nicht mehr passenden Wohnungen oder unbekannten neuen Umgebungen (z. B. Pflegeheimen) zu „Gefangenen des Raums" (Rowles 1978) werden können, sind Aspekte der Umweltbindung hilfreich, um im Laufe der Zeit eine kontextuelle Stabilität zu erreichen. Solche kognitiven und emotionalen Bindungen können sich durch Prozesse der Reflexion über die Vergangenheit manifestieren oder in Orten und besonders wichtigen Gegenständen symbolisiert werden. Wie Rowles erklärte, spiegeln Prozesse der Ortsverbundenheit und der Bedeutung eines Orts Muster der physischen, sozialen und autobiografischen „Innerlichkeit" wider, nachdem man lange Zeit am selben Ort gelebt hat.

Theorien der zweiten Generation

Theorien der zweiten Generation fügen der ökologischen Alternsforschung neue Sichtweisen hinzu. Neue Beziehungsqualität im Austausch von Raum und Mensch ist die Transaktion. Transaktion bedeutet, anders als Interaktion, dass Person und Umwelt ständig miteinander verwoben sind und sich gegenseitig in beide Richtungen beeinflussen. Dies wird wiederum durch drei Ansätze beispielhaft veranschaulicht.

Im „Social-Physical-Places-Over-Time"-Modell (SPOT) stellen Hans-Werner Wahl und Frieder Lang (2004) zwei grundlegende P-U-Prozesse vor: „Belonging" und „Agency". Belonging spiegelt nicht zielorientierte kognitive und emotionale Prozesse wider, die einen Raum mit subjektiver Bedeutung aufladen und Bewertungen einschließen. Agency beschreibt gezielte Prozesse, bewusstes, auch proaktives Verhalten, das den Menschen als Akteur und Motor des eigenen Lebens zeigen. Die Autoren gehen von gegensätzlichen Trends in der Intensität beider Prozesse im Laufe der Zeit vom mittleren Erwachsenenalter bis ins hohe Alter aus. Während die Intensität der Agency mit der Zeit abnimmt, nimmt Belonging zu. Darauf aufbauend schlagen Oswald und Wahl (z. B. Oswald & Wahl 2019) ein Rahmenmodell zur Integration beider Prozesstypen vor, welches auch Folgen des Austauschs von Agency und Belonging umfasst. Um das Verständnis und die Integration beider Prozesse über die reine situative Interaktion hinaus zu verbessern, umfasst dieses Modell Interaktions- und Transaktionsprozesse im Sinne einer fortlaufenden gegenseitigen Prägung von Person und Umwelt im Alter. Auf das Modell wurde bereits an anderer Stelle ausführlich eingegangen (Oswald 2018).

Spezifischer und mit deutlichem Bezug auf Entscheidungsprozesse zum Wohnort im hohen Alter hat Stephen M. Golant (2011) sein Modell der „Residential Normalcy" entwickelt. Es hebt subjektive Umwelterfahrungen in Bezug auf Wohnkomfort und Beherrschung der Umgebung sowie damit verbundene adaptive Bewältigungsstrategien zur Aufrechterhaltung oder Erreichung von Normalität hervor. Nach seinem Modell erreichen ältere Erwachsene, wenn sie sich zu Hause wohlfühlen und ihre Umgebung kontrollieren können, Wohnnormalität im Sinne von P-U-Kongruenz oder Homöostase und verspüren möglicherweise nicht das Bedürfnis, etwas an ihren Bedingungen zu ändern. Wenn jedoch auf der Verhaltens- oder Erfahrungsebene eine Inkongruenz wahrgenommen wird, findet man sich außerhalb der Komfortzone (oder der Mastery-Zone) wieder. Dann werden Anstrengungen unternommen, um durch assimilative oder akkommodative Bewältigungsstrategien wieder Normalität im eigenen Wohnumfeld zu erlangen. Assimilative Strategien zielen darauf ab, die unmittelbare Wohnumgebung durch Umbauten oder Renovierungen direkt anzupassen. Akkommodative Strategien bedeuten, die eigene innere Welt innerhalb einer gegebenen Wohnumgebung zu verändern – beispielsweise, indem man die Bedeutung des Alterns in den eigenen vier Wänden herunterspielt oder seine Ziele ändert („Ich werde sowieso in ein paar Jahren umziehen müssen"). Darüber hinaus sollte Normalität nicht als statischer, sondern als dynamischer Prozess betrachtet werden, der je nach Alter (sog. III. Alter vs. sog. IV. Alter) oder Funktionsfähigkeit unterschiedlich sein kann.

Theorien der dritten Generation

Schließlich soll noch auf Theorien der dritten Generation eigegangen werden. Manchmal bleibt dabei die transaktionale Sichtweise erhalten, aber das Verständnis von Raum hat sich erweitert, um verschiedene neue Kontexte (z. B. digitale Technologien) einzubeziehen. In anderen Ansätzen hingegen hat sich die Sichtweise auf die Wechselbeziehung zwischen Raum und Mensch von einer Interaktion und Transaktion zu einer Ko-Konstruktion oder Ko-Konstitution hin entwickelt. Das soll anhand von vier Ansätzen veranschaulicht werden.

Das von Emily A. Greenfield und Kolleg*innen (Greenfield et al. 2019) entwickelte „Community Gerontology Framework" bietet eine vielversprechende Plattform, um die verschiedenen Ebenen der Gemeinschaft in einem integrierten und miteinander verbundenen System formal zu untersuchen. Community Gerontology wird definiert als „ein Bereich der Forschung, Politik und Praxis, der darauf abzielt, das Verständnis von Gemeinschaften als grundlegende Kontexte für das Altern und seine Vielfalt zu fördern und dieses Verständnis für Veränderungen zu nutzen" (Greenfield et al. 2019, S. 804). Der Rahmen konzentriert sich auf die Mesoebene von Umwelt als primären oder vereinheitlichenden Kontext für das Verständnis von Gemeinschaft, wobei Wege der bidirektionalen Wechselbeziehungen und Einflüsse zwischen der Mikro-, Meso- und Makroebene im Laufe der Zeit identifiziert werden.

Das Modell „Context Dynamics in Aging" (CODA) von Hans-Werner Wahl und Denis Gerstorf (2018) legt den Schwerpunkt darauf, anzuerkennen, dass Menschen in Bezug auf ihren Einfluss auf Kontexte integral mit ihren Kontexten verbunden sind und dass Kontexte eine entscheidende Rolle für ihre Gesundheit und ihr Wohlbefinden spielen. CODA umfasst verschiedene Kontexte für die Entwicklung und das Altern von Erwachsenen, darunter sozioökonomische, soziale, physische, Pflege-/Dienstleistungs- und technologische Bereiche. Die dynamischen Wechselbeziehungen zwischen den Kontexten werden in distalen und proximalen Kontexten durch die Prozesse Agency, Belonging, und Stress konzeptualisiert. Darüber hinaus berücksichtigt das Rahmenwerk die zeitliche Dimension von Veränderungen, die in verschiede-

Zeitraum	Generationen von Theorien zu Raum und Altern	Sicht auf den Austausch von Umwelt und Person	Zentrale Erkenntnis	Ausgewählte Autoren*innen (alphabetisch sortiert)[1]
Ungefähr 1960er bis 1990er Jahre	Erste Generation von Theorien: **Fokus auf Interaktionen von Umwelt und Person**	Notwendigkeit, im Alternsprozess die Beziehungen zwischen Umwelt und Person als **Interaktionen** zu betrachten; Raum wird sowohl als **„Umweltdruck"** und als **„Umweltreichhaltigkeit"** gesehen; der Schwerpunkt liegt in erster Linie auf der **physischen Dimension der Umwelt**	**Historisch wegweisend** für die Forschung zu Raum und Altern in der Gerontologie	Carp, Carp, Kahana, Lawton, Nahemow, Rowles, Rubinstein, Watkins
Ungefähr 2000 - 2015	Zweite Generation von Theorien: **Interaktionen und Transaktionen von Umwelt und Person und Erweiterung des Raumverständnisses**	Notwendigkeit, **sowohl (sichtbare) Verhaltensprozesse, als auch (berichtete) Erfahrungsprozesse** im Austausch von Umwelt und Person (z.B. Agency & Belonging, Residential Normalcy und Bewältigungsformen) zu berücksichtigen; Technologien als neue Qualitäten von Raum und Umwelt	Anregung neuer Studien zu Austauschprozessen von Umwelt und Person und deren Folgen; **Erweiterung des Raumverständnisses**	Cutchin, Golant, Lang, Oswald, Wahl
Aktuell	Dritte Genration von Theorien: **Fokus auf Transaktionen, Ko-Konstruktionen und Ko-Konstitutionen von Umwelt und Person**	Notwendigkeit, verschiedene Mikro-, Meso- und Makro-Dimensionen von Raum (SES, physisch, sozial, Pflege, Technik) gleichzeitig zu betrachten; **Raum als wichtiger Aspekt gesellschaftlicher Vielfalt und kultureller Entwicklung** („cultural turn"); Materialität als entscheidende Dimension sozialen Lebens („material turn" in Bezug auf Raum und Altern)	**Intensivierung der Lebensspannenforschung** mit Fokus auf der **gesamten Bandbreite von Raum** im Alltag älterer Menschen sowie auf der Bedeutung von Materialität	Buffel, Chaudhury, Cutchin, Diaz-Moore, Gerstorf, Greenfield, Höppner, Miller, Oswald, Rhodes, Rowles, Urban, Wahl, Wanka

Abbildung: Drei Generationen von Theorien zu Raum und Altern (übersetzt aus Oswald, Wahl, Wanka, & Chaudhury 2024)
[1] Für detaillierte Literaturverweise s. ebd.

nen Phasen des späteren Lebens (insbesondere im sogenannten III. und IV. Alter) stattfinden, sowie kohortenspezifische Erfahrungen auf gesellschaftlicher Ebene.

Darüber hinaus stammen einige Ansätze der dritten Generation aus verschiedenen Bereichen außerhalb der ökologischen Alternsforschung und sind auch von diesen inspiriert. Ausgehend vom geografischen Pragmatismus und John Deweys Philosophie der Erfahrungen hat Malcolm Cutchin das „Place Integration Model" entwickelt, um den relationalen Prozess des Alterns am Ort besser zu verstehen (Cutchin 2013). Die Idee besteht darin, Lawtons ökologische Theorie des Alterns zu überwinden, „verhaltensorientierte und mechanistische Ansichten von ‚Umweltdruck' und ‚Anpassung' weniger zu betonen" und einen „Subjekt-Objekt-Dualismus (…) in der ökologischen Sichtweise" (Cutchin 2013, S. 1079) zu überwinden. In Anlehnung an dieselbe Argumentationslinie hin zu einem ko-konstruktivistischen Verständnis jenseits eines Dualismus von Person und Umwelt haben Elisabeth K. Rhodus und Graham D. Rowles (2023) einen theoretischen Rahmen entwickelt, der aus drei Elementen besteht (die alternde Person, der Raum und der Pflegekonvoi), um die P-U-Dynamik in einer Vielzahl von Situationen, einschließlich formeller und informeller Pflegesituationen, besser zu verstehen. Dieses „Situational Model of Care" (SMC) ähnelt Cutchins Place Integration Model in seinem ko-konstruktiven, transaktionalen und situativen Ansatz. Darüber hinaus betont es die Notwendigkeit, „die ortsspezifische dialektische Komplexität sozialer Praktiken und soziokultureller Normen und Erwartungen zu berücksichtigen, die das Verhalten der an einer Situation beteiligten Akteure prägen" (Rhodus & Rowles 2023, S. 4).

Fazit und Ableitung für die Praxis

Kommen wir zur Frage zurück, was dies für die Praxis von Raum- und Stadtplanung bedeutet, denn Theorienentwicklung verweist immer auch auf die Praxis. Zum einen eignen sich Theorien der zweiten und dritten Generation besser als Theorien der ersten Generation, um altbekannte und neue Themen der ökologischen Alterforschung und Praxis gleichermaßen zu behandeln und um dem Wandel von einer statischen zu einer prozessualen und relationalen Perspektive gerecht zu werden. Zum anderen helfen uns konzeptuelle Überlegungen, neue Fragen zu stellen, zum Beispiel um Ungleichheiten beim Zugang zu Räumen und deren Nutzung im Alter besser zu verstehen und um Konzepte von Macht und sozialer Ausgrenzung zu integrieren. Anstatt nach Aneignung und Wahrnehmung von Räumen durch Menschen zu fragen, können wir nach deren Ko-Konstruktion fragen; anstatt nach der Herstellung einer altersfreundlichen Umgebung können wir nach der bestmöglichen gemeinsamen Entwicklung von Menschen und Räumen im Laufe eines Lebens und darüber hinaus fragen.

Literatur

Carp, F. M./Carp, A. (1984): A complementary/congruence model of well-being or mental health for the community elderly. In: Altman, I/Lawton, M. P./Wohlwill, J. F. (Hrsg.): Elderly people and the environment. Human Behavior and Environment 7. Plenum Press, New York, S. 279–336.

Cutchin, M. P. (2013): The complex process of becoming at-home in assisted living. In: Rowles, G. D./ Bernard, M. (Hrsg.): From knowledge to practice in environmental gerontology: Making meaningful places in old age. Springer Publishing Co., New York, S. 105–124.

Golant, S. M. (2011): The quest for residential normalcy by older adults: Relocation but one pathway. In: Journal of Aging Studies 25, S. 193–205.

Greenfield, E. A./Black, K./Buffel, T./Yeh, J. (2019): Community Gerontology: A Framework for Research, Policy, and Practice on Communities and Aging. In: The Gerontologist 59/5, S. 803–810.

Kahana, E. (1982): A congruence model of person-environment interaction. In: Lawton, M. P./Windley, P. G./ Byerts, T. O. (Hrsg.): Aging and the environment. Theoretical approaches. Springer, New York, S. 97–121.

Lawton, M. P./Nahemow, L. (1973): Ecology and the aging process. In: Eisdorfer, C./Lawton, M. P. (Hrsg.). Psychology of adult development and aging. American Psychological Association, Washington DC, S. 619–674.

Oswald, F. (2018): Ökologische Gerontologie und ihre Relevanz für die Praxis. In: ProAlter 3/18, S. 12–14.

Oswald, F./Wahl, H.-W. (2019): Physical contexts and behavioral aging. Oxford research encyclopedia of psychology. Oxford University Press.

Oswald, F./Wahl, H.-W./Wanka, A./Chaudhury, H. (2024): Theorizing place and aging: Enduring and novel issues in Environmental Gerontology. In: Cutchin, M. P./Rowles, G. D. (Hrsg.): Handbook of Aging and Place. Edward Elgar Publ., London, UK, S. 37–60.

Rhodus, E. K./Rowles, G. D. (2023): Being in place: Toward a situational perspective on care. In: The Gerontologist 63/1, S. 3–12.

Rowles, G. D./Watkins, J. F. (2003): History, Habit, Heart, and Hearth: On Making Spaces. In: Aging independently: Living arrangements and mobility. Springer, New York, S. 77.

Rowles, G. D. (1978): Prisoners of space? Exploring the geographical experience of older people. Westview Press, Boulder, CO.

Wahl, H.-W./Gerstorf, D. (2018): A conceptual framework for studying COntext Dynamics in Aging (CODA). In: Developmental Review 50, S. 155–176.

Wahl, H.-W./Lang, F. (2004): Aging in context across the adult life course: Integrating physical and social environmental research perspectives. In: Annual Review of Gerontology and Geriatrics 23, S. 1–33.

Wahl, H.-W./Oswald, F./Schilling, O./Iwarsson, S. (2009): The home environment and quality of life related outcomes in advanced old age: Findings of the ENABLE-AGE project. In: European Journal of Ageing 6/2, S. 101–111.

Autor

Prof. Dr. Frank Oswald leitet den Arbeitsbereich Interdisziplinäre Alternswissenschaft (IAW) am Fachbereich Erziehungswissenschaften der Goethe-Universität Frankfurt und ist Sprecher des Frankfurter Forums für interdisziplinäre Alternsforschung (FFIA), Kurator des KDA und Mitherausgeber von ProAlter.
Kontakt: oswald@em.uni-frankfurt.de

Video-Interview zum Schwerpunkt:
Raumgestaltung und Raumerleben im Alter – warum Altern ohne Raum nicht zu verstehen ist

Wie prägt der Raum unser Altern? Und warum entscheidet Stadtentwicklung heute mit darüber, ob Teilhabe, Selbstbestimmung und soziale Einbindung im Alter gelingen? Lange Zeit galt Raum in der Alter(n)sforschung und Sozialpolitik vor allem als Hintergrundbedingung. Dieses Heft rückt ihn ins Zentrum: Wohnen, Quartier und Stadt erscheinen hier als aktive Gestaltungsgrößen einer Gesellschaft des langen Lebens – mit unmittelbaren Auswirkungen auf Autonomie, Orientierung und Lebensqualität.

Christine Freymuth spricht mit Christian Heerdt über die theoretischen Linien der ökologischen Alternsforschung und der Sozialraumtheorie, über Raumaneignung im Pflegeheim und im Stadtraum sowie über die Rolle kommunaler Stadtentwicklung im demografischen Wandel. Ein Gespräch darüber, warum alter(n)sgerechte Stadtentwicklung eine Querschnittsaufgabe ist – und weshalb sich im Wohnen die Zukunftsfähigkeit unserer Städte entscheidet.

Die Video-Interviews zu den ProAlter-Ausgaben sind zu finden unter:
http://www.youtube.com/watch?v=tyP6SItb-as&list=PL-4YOs7jbX3vZgBw5GGyhdza_XTL7y2P3
(oder QR-Code scannen).

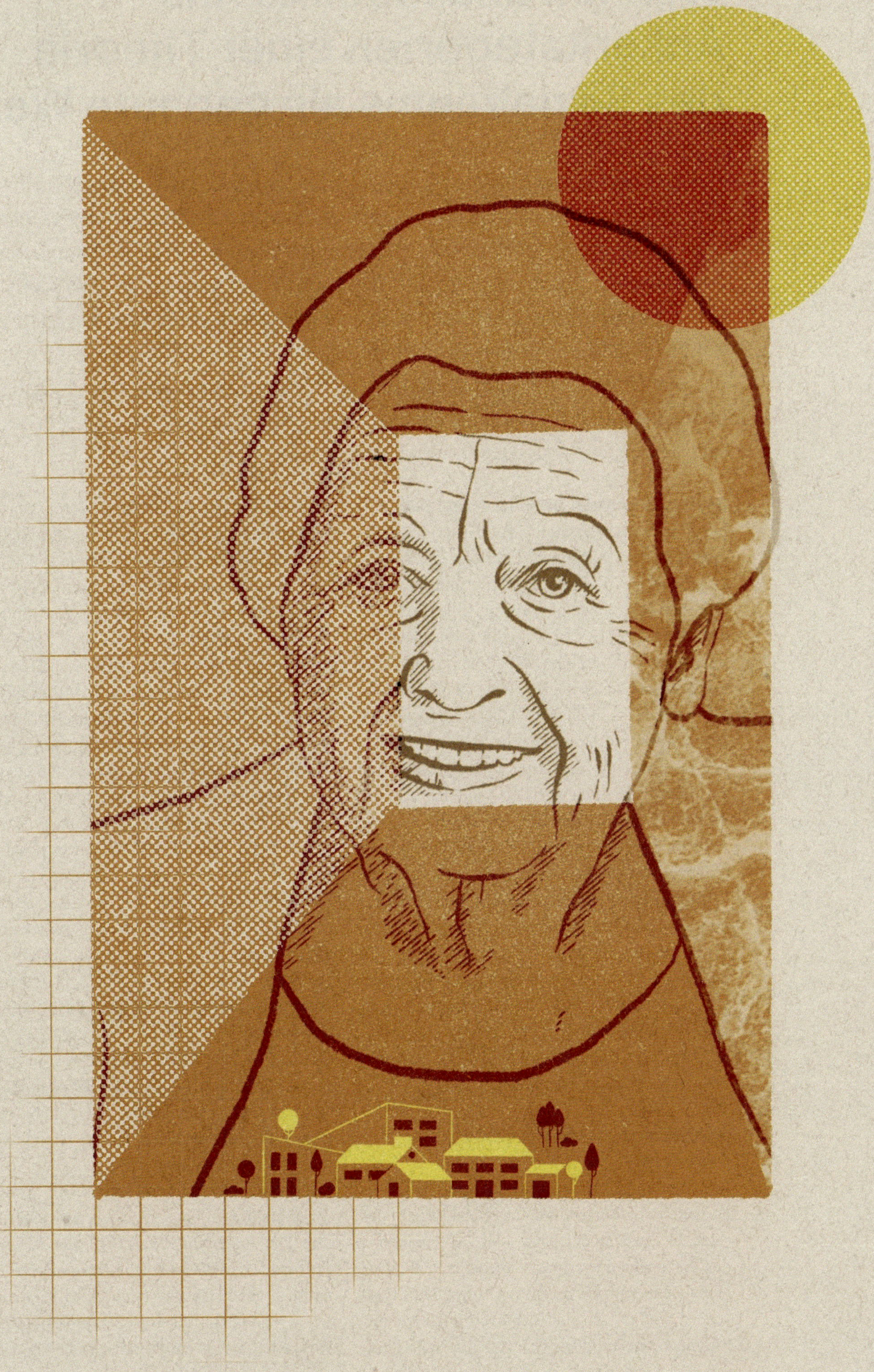

Wohnen und Mobilität als Ankerkategorien einer Theorie des Sozialraums als gebaute Welt

Das Wohnen ist seit dem Neolithikum ein Daseinsthema der Menschen im ganzen Lebenszyklus und ist als ein „totales soziales Phänomen" zu verstehen. Gemeint ist damit: Wohnen ist ein integriertes Element in einer komplexen Gewebestruktur der ganzen sozialen Wirklichkeit. Die Formen des Wohnens, ihre Verkettungen mit Familienformen, mit Geschlechterordnungen, mit Generationenbeziehungen, mit den Sozialraumentwicklungen, mit Siedlungsstrukturen, mit der Sozialpolitik (und anderen Politikfeldern einer wohlfahrtsstaatlichen umverteilenden und regulativen Gestaltung der Marktwirtschaft) etc. hängen wie in einer Dependenzgrammatik zusammen.

Bauen und Wohnen als Ausdruckspraxis

Das Bauen als Herstellung von Arten des Wohnens wird zum Phänomen einer eigenen Kulturgeschichte der Formen und Stile und auch des inkorporierten Pneumas als geistige Substanz des Bauens, etwa im Fall von Gotteshäusern, Schlössern und Burgen. Nicht nur öffentliche Funktionsgebäude, auch private Wohngebäude haben einen symbolischen Überschuss, werden zur Ausdrucksgestalt sozialer Differenzierung, der Inszenierung von sozialer Distinktion und zur Materialisierung sozialer Ungleichheit, der Prekarität, der Marginalität, der Exklusion, des sozialen Elends von Wellblechhütten. Und die radikale Alterität des Wohnens ist die moderne Obdachlosigkeit, die improvisiert, etwa in Form von Kartonburgen in Paris und New York. Wohnen ist als ein Existenzial zu verstehen, ist Teil der Sorgestruktur des menschlichen Daseins, ist ein Ausdrucksgestaltort von Identitätssuche und Identitätsfindung und ist eine geistig aufgeladene materielle Kultur als symbolische Form der Psychodynamik des Menschen.

Wohnbilder zugleich immer auch Seelenbilder

Der Mensch baut sich wohnend in die Wirklichkeit ein und gibt sich Ordnungen als Regeln des sozialen Zusammenlebens: des Miteinanders, des Nebeneinanders, des Gegeneinanders. Das einbauende Wohnen macht etwas mit dem Menschen. Wohnbilder sind demnach zugleich immer auch Seelenbilder. Der archetypische Höhlencharakter ist nicht ganz verloren gegangen. Die Seele des Wohnens im Modus des Sich-Einrichtens ist einerseits phänomenologisch ein Akt der Wirklichkeitsbildung des Menschen. Andererseits beeinflusst das Wohnen den Menschen in seiner Strukturschichtung von Geist, Seele und Körper. Das Wohnen macht – im Sinne einer responsiven Phänomenologie – etwas mit dem Menschen, der aus dieser Wechselwirkung mit seiner Um-Welt im Modus des Immer-schon-in-der-Welt-Eingestellt-Seins heraus zu begreifen ist. Zu betonen ist der transaktionale Kreislauf von Merken (Merkwelt-Charakter: Umwelt → Mensch) und Wirken (Wirkwelt-Charakter: Mensch → Umwelt). Das vorgängige Gegeben-Sein der Umwelt trifft dergestalt korrelativ auf die Kreativität des Menschen in seiner aktiven Passivität des sich Einrichtens als Gestaltung.

Wechselwirkung von Mensch und seinen Um-Welten

Wohnen – aber auch Architektur insgesamt, genauso wie das Stadtleben oder auch das Natur- und Landschaftsleben – ist zunehmend zu einem Forschungsthema einer phänomenologisch-hermeneutischen Sicht auf die Wechselwirkung von Mensch und seinen Um-Welten, in die er als Wesen eingestellt ist, entwickelt worden. Die erkenntniskritische Frage ist hierbei die Frage, wie die Welt vom responsiven Menschen in der Erfahrung erlebt wird. Gemeint ist ein psychodynamisches und psychomotorisches Weltverhältnis als ein Prozessgeschehen. Für die

Einschätzung der korrelativen Mitte ist einerseits der Blick auf die Weltoffenheit und somit auf die Bereitschaft und Fähigkeit zur Selbsttranszendenz des Menschen, und damit auch der Blick auf die Psychodynamik von Offenheit und Verschlossenheit, Nähe und Distanz, von Angst und Vertrauen, Aufmerksamkeit und Blickverengung etc. wichtig, aber eben auch andererseits der Blick auf den Anmutungsgehalt der Umwelt als Möglichkeitsraum, vor allem im Sinne der sogenannten Aktualgenese, also der Praxis der aktivierenden Effekte mit Blick auf das weitere Werden der Person als Wachstum der Persönlichkeit im Sinnhorizont der personalen Auffassung vom Menschen.

Vom Oikos zur Polis

Das Wohnen bettet den Menschen in die Feldstruktur von Mobilitäts- und Aktivitätskreisen ein. Für den Menschen ist der Mikrokosmos des Wohnens in einen Raum konzentrischer Kreise eingebettet. Es geht – sozialraumtheoretisch betrachtet – beim Überschreiten der Türschwelle um das Wohnumfeld, um das nachbarschaftliche Quartier, um die regionale Infrastruktur (der Versorgung, Teilhabe und Mobilität) und um die Raumordnung der Siedlungsstrukturentwicklung, eingebettet in die allgemeine Gesellschaftsentwicklung als sozialer Wandel in einer globalisierten Welt. Dabei ist der Raum jedoch nicht nur als physischer Container-Raum zu verstehen, sondern netzwerktheoretisch als Sozialraum sozialer Interaktionen. So führt die Struktur der konzentrischen Kreise die Bewegungsdynamik des Menschen vom Mikrokosmos der privaten Häuslichkeit (als normalisierte Regelform des Wohnens) von den familialen Gemeinschaftsformen zu den Räumen der Gesellschaft als ein Wechsel zwischen den lebensweltlichen Räumen der Privatheit und der Öffentlichkeit. Neben dem Erfahrungserlebnisgeschehen des Wohnens im psychodynamischen Innenraum des Subjekts geht es also um das Wohnen in der Sphäre des Oikos und sodann in der Sphäre der Polis. Betont werden kann hierbei die Einbettung in die Totalität des Sozialsystems als interpenetrative Gewebestruktur der Subsysteme von Wirtschaft, Politik, Recht, Kultur, Sozialstruktur (Gesellschaft) und Person.

Daseinsthematischer Wegbegleiter im Lebenslauf

Wohnen ist ein daseinsthematischer Wegbegleiter im Lebenslauf des Menschen. Und dies gilt auch für die Umzüge als Statuspassagen in einer solchen Wohnbiografie. Diese betrifft wiederum das Aufwachsen in Kindheit und Jugend, betrifft den Auszug aus der Herkunftsfamilie sowie die Mobilitätsprozesse im weiteren Verlauf. Auch wenn eine Sozialstatus-orientierte Symbolpraxis eines standesgemäßen Wohnens eine Rolle spielt: Vielen Menschen geht es dabei psychodynamisch um ihre Bedürftigkeit nach Geborgenheit, um ein Zuhause, das im Zusammenhang mit lokalen und regionalen Einbettungen mit einer konkreten Alltagsutopie von Heimat – eine psychoanalytische Kategorie, die man nicht dem Deutungsmuster und der Nutzungspraxis des Rechtspopulismus überlassen sollte – zu rekonstruieren ist.

Sozialpolitische Problematik des Wohnens

Sozialpolitisch geht es in der Daseinsvorsorge um die Verfügbarkeit, Zugänglichkeit, Qualität und Bezahlbarkeit der verschiedenen Teilmärkte des Wohnens. Ob nun als Miethaushalt oder als Eigentum an Wohnung oder Haus – weil die Zugänglichkeitschancen sozial ungleich verteilt sind, werden die immer wiederkehrenden Wohnraumbewirtschaftungskrisen wirksam. Als Strukturelement bereits der klassischen sozialen Frage in der Zeit der Entstehung und Entwicklung des industriellen Kapitalismus ist das Grundrecht auf Wohnen immer wieder von der Faktizität der Marktverhältnisse bedroht und unterlaufen. Die Wohnsituation ist ein Lebensqualitätsprädikator. Lebensqualität ist eine prädikative Vermessung (Thimm et al. 2026) der in dem normativen, ethisch-rechtlichen („juridischen") Axiom der personalen Würde des Art. 1 GG verankerten Idee einer selbständigen Selbstbestimmung im Modus der Teilhabechancen an den existenziell wichtigen ökonomischen, sozialen, kulturellen und politischen Grundgütern der Gesellschaft einerseits in ihrer Differenz zur Faktizität der Wirklichkeit andererseits.

Wohnsituation und Wahlfreiheit der Wohnformenchancen

Der inkludierende Charakter dieser Idee verweist auf die sittliche Idee der sozialen Freiheit (in personalistischer Differenz zur negativen Freiheit des narzisstischen Besitzrechtsindividualismus) des gelingenden sozialen Miteinanders im Art. 2 GG. Das Grundrecht auf Wohnen gehört somit zum Freiheitsverständnis, das im Zusammenspiel mit dem Kriterium der sozialen Gerechtigkeit im § 1 SGB I konstitutiv ist für das Gelingen des Lebenslaufs. Es wird dann deutlich, dass die Frage der Wohnsituation und der Wahlfreiheit der Wohnformenchancen im Alter die grundrechtstheoretisch fassbare Problematik von Altersdiskriminierung betrifft. Die Wohnsituation – den Mikrokosmos des Wohnens ebenso wie die Wohnlage im Wohnumfeld, die lokale und regionale Einbettung in Zugangschancen zum Möglichkeitspotenzial der Infrastrukturlandschaft betreffend – ist ein Kapital der Teilhabechancen: Man könnte von einem „habitablen" Kapital sprechen.

Theorie der Lebenslagen und der Lebenslagenverteilung

Diese Konfiguration kann man auch im Forschungskonzeptrahmen der Theorie der Lebenslagen und der Lebenslagenverteilung verstehen. Lebenslagen sind mehrdimensionale Ressourcensituationen zur Bewältigung der Herausforderungen als Entwicklungsaufgaben des Menschen im Lebenslauf. Diese Lebenslagen – positiv konnotiert als Möglichkeitsräume, negativ konnotiert als Restriktionen der freien Entfaltung der Persönlichkeit im Kontext des gelingenden sozialen Miteinanders – konstituieren die Lebensweise als Art und Weise der Lebensführung (auch als Lebenskunst). Mit der Verteilung der Lebenslagen verbunden ist demnach das Problem der Allokationsgerechtigkeit der Lebenschancenverteilung.

Wohnen als Menschenrecht

Wohnen gehört zur existenzialen sozialen Infrastruktur, konstituiert in Abhängigkeit von den Kriterien (1) der Verfügbarkeit, (2) der Erreichbarkeit, (3) der Zugänglichkeit, (4) der auf die Qualität bezogenen Akzeptanz und (5) der Informiertheit. Mit Schnittflächen zur Sozialpolitik als Politik der Lebenslagenverteilung geht es demnach um die (vor allem kommunale) Daseinsvorsorge im Sinne von Art. 28 GG im Lichte des Sozialstaatsgebots des Art. 20 GG (zur Konzeption der sozialen Marktwirtschaft vgl. auch in Art. 3 [3] EUV der EU), wobei der Ewigkeitscharakter von Art. 20 GG (vgl. auch Art. 79 [3] GG) bezogen ist auf den fundamentalen Anker-Art. 1 GG: In Art. 1 GG und Art. 2 GG sind der sogenannte Kategorische Imperativ und das sogenannte Sittengesetz der Praktischen Philosophie der Ethik von Kant verankert. Die Idee der freien Zugänglichkeit zu Dienstleistungen von allgemeinem Interesse (DAI) ist im Art. 36 GRC (Grundrechte-Charta) der EU (i. V. m. weiteren Verankerungen im EUV/AEUV der EU) und im Protokoll Nr. 29 zum Lissaboner Reformvertrag formuliert.

Universale und integrative Idee der sozialen Inklusion

Völkerrechtlich ist die moderne metaphysische Naturrechtslehre der personalen Würde als „Inherent Dignity" im Sinne des überpositiven Rechts auch in der Allgemeinen Erklärung der Menschenrechte (AEMR) sowie in dem Sozialpakt (ICESCR) verankert. Von besonderer Bedeutung sind sodann die beiden UN-Grundrechtskonventionen als Formen des individualisierten Völkerrechts mit Bezug auf die Grundrechte der Menschen mit Behinderungen (CRPD) und auf die Grundrechte der Kinder (UNCRC). Daraus ist u. a. auch der § 71 SGB XII über die kommunale Soll-Aufgabe der Hilfe zum gelingenden Hinein-Alterns des Menschen abzuleiten, der in der Regel in problematischer Weise als freiwillige soziale Leistung interpretiert wird. Grundsätzlich bedeutsam in einem übergreifenden Sinne sind die unbestimmten Rechtsbegriffe der Selbständigkeit, der Selbstbestimmung und der Teilhabe im System der Sozialgesetzbücher (SGB), die als operationalisierbare und messbare Dimensionen des Menschenrechts auf personale Würde zu verstehen sind. Der „Geist der Gesetze" wird also von der universalen und integrativen Idee der sozialen Inklusion her normativ ausgelegt. Dies ist normativ-rechtlich mit Blick auf das Staatsziel der sog. Gleichwertigkeit der Lebensverhältnisse im Raum in Bezug auf regionale Disparitäten im Föderalismus zu verstehen.

Fazit

Das Thema des Wohnens und der Wohnformen ist dergestalt systematisch einzustellen in den Themenrahmen der Sozialraumentwicklung (Schulz-Nieswandt unter Mitarbeit von Beideck et al. 2026; Köstler et al. 2026). Sozialräume sind hierbei die vernetzten Lebenswelten der Menschen, also die kommunikativen Interaktionsstrukturen, die verbunden sind mit Funktionalitäten wie (1) die der sozialen Unterstützung im Sinne der kulturellen Grammatik des Engagements in einem System der Reziprozität des Gebens und des Nehmens, (2) die der sozialen Integration (teilhaberechtlich im Lichte der Idee der sozialen Inklusion) und (3) die der Person-

Werdung als reife Individuation durch Rollenverantwortungen im Gemeinwesen. Gemeint ist letztendlich der Sozialraum als Ermöglichungsraum für die Selbsttranszendenz vom Ich zum Wir. Dies geschieht durch ein soziales Erlernen von Solidarität als Ausdruck empathischer Prosozialität. Sie wird generiert aus der Haltung einer Anerkennungskultur durch respektvolle Achtung der Diversität in den grundrechtlichen Grenzen der Toleranz.

Literatur

Köstler, U./Mann, K./Möbius, M./Molot, S./Schulz-Nieswandt, F. (2026): Morphologie des Wohnens zwischen Oikos und Polis mit Fokus auf die Vulnerabilität des höheren und hohen Alters. Grundlegung eines interdisziplinären Zugangs zur Entelechie der Personalität zwischen Privatheit und Öffentlichkeit. In: Zeitschrift für Gemeinwirtschaft und Gemeinwohl 49/2.

Schulz-Nieswandt, F. unter Mitarbeit von Beideck, J./Blome-Drees, J./Köstler, U. et al. (2026): Wohnen, Bewegung, Begegnung. Eine Theorie des Sozialraums. Nomos, Baden-Baden.

Thimm, P./Thomas, M./Schulz-Nieswandt, F. (2026): Die kritische Vermessung der Innovativität von sozialen Innovationen. Index-Nutzungen im sozialen Lernen und im kreativen Handeln zwischen Theorie der fundierten Entwicklung und Praxis in sozialen Handlungsfeldern kommunaler Daseinsvorsorge. In: Zeitschrift für Gemeinwirtschaft und Gemeinwohl 49/1.

Autor

Univ.-Prof. (em.) Dr. Frank Schulz-Nieswandt ist Direktor des Seminars für Genossenschaftswesen an der WiSo-Fakultät der Universität zu Köln, KDA-Kurator sowie federführender Herausgeber von ProAlter.
Kontakt: schulz-nieswandt@wiso.uni-koeln.de

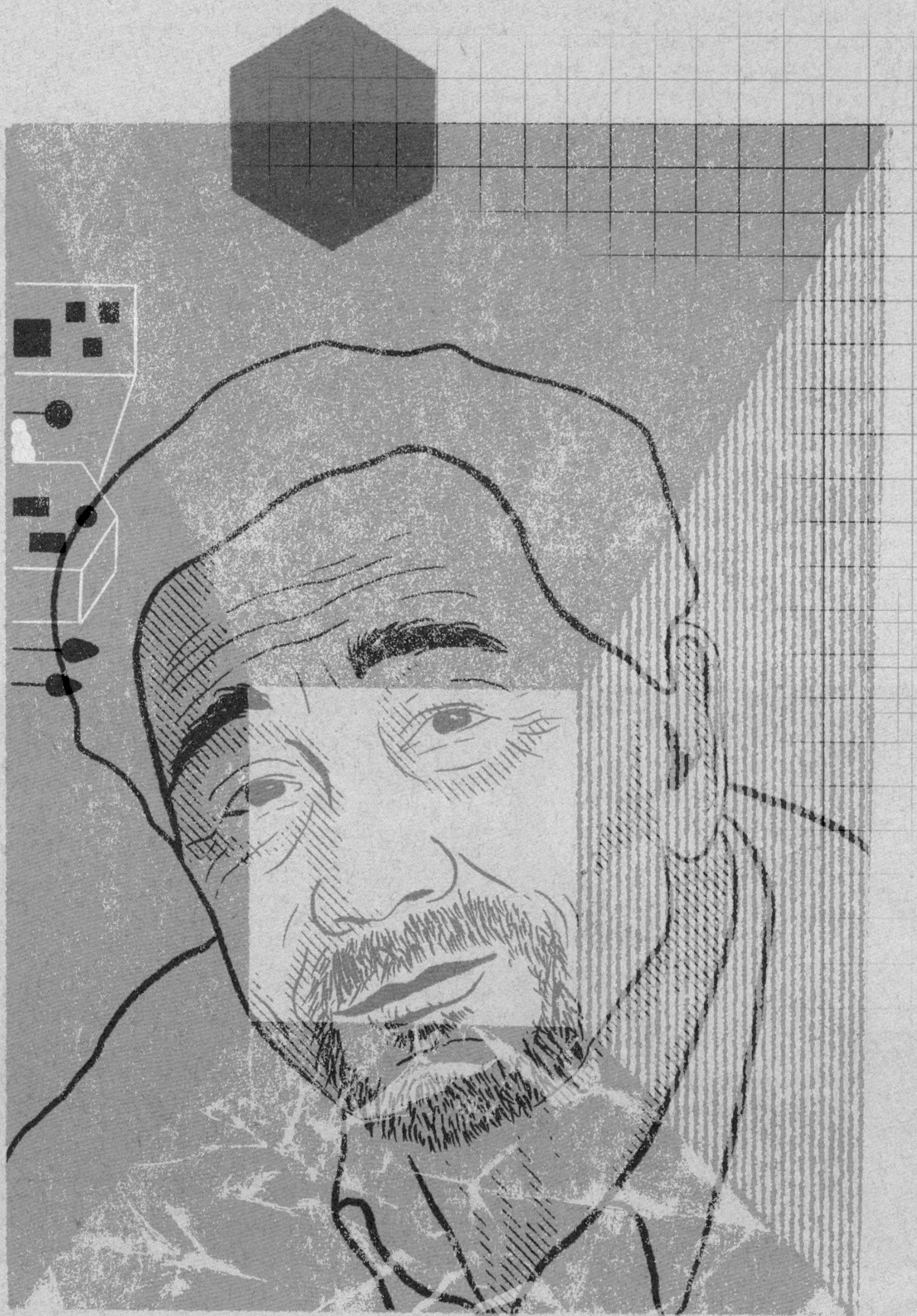

Von „Ruheoasen“ und „Steinwüsten“

Einblicke in eine partizipative Forschung zu Raumwahrnehmung und Alter(n)

Die Ausgestaltung räumlicher Umwelten beeinflusst nicht nur die Selbstständigkeit und Lebensqualität älter werdender Menschen, sondern auch ihr subjektives Wohlbefinden. Partizipative Ansätze ermöglichen es, zusammen mit älteren Erwachsenen bisher übersehene Aspekte, die zum subjektiven Wohlbefinden beitragen, zu identifizieren. Im Forschungsprojekt SPAGE wurde mithilfe partizipativer Methoden das Zusammenspiel von Raumwahrnehmung und Alter(n) explorativ und grenzüberschreitend untersucht. Es zeigte sich, das ästhetische Kriterien dabei eine wichtige und bisher wenig beachtete Rolle spielen.

Das Forschungsprojekt SPAGE

Das deutsch-französische Forschungsprojekt „SPAGE“ untersucht Gemeinsamkeiten und Unterschiede im Verständnis von Raum im deutschen und im französischen Kontext und was in den beiden länderspezifischen Diskursen jeweils voneinander gelernt werden kann. Mit einem dezidierten Fokus auf Alter(n) wird dabei auch aus einer lebensweltlich orientierten Perspektive nach dem alltäglichen Raumerleben älterer Menschen in den beiden Ländern gefragt.

Eckdaten zum Projekt:

SPAGE steht für „The Social Production of Space and Age – A French-German Dialogue towards New Theoretical Approaches and Research Pathways“. Das Forschungsprojekt wird für drei Jahre von der Deutschen Forschungsgemeinschaft (DFG) und der Agence Nationale de la Recherche (ANR) gefördert.

Projektstart: Oktober 2022

Förderempfänger*innen: Anna Wanka & Thibauld Moulaert

Mehr Infos unter: www.uni-frankfurt.de/128738740/SPAGE

Diesem individuumsnahen Erkenntnisinteresse hat sich das Projekt SPAGE mit einem partizipativen Ansatz genähert, der die Methoden Wahrnehmungsspaziergänge (Kusenbach 2003) und Foto Voice (Novek et al. 2012) kombiniert. Partizipative Methoden ermöglichen es, dass professionell Forschende und Laien gemeinsam als Ko-Forschende agieren und mit ihrem jeweiligen Wissen zur Bearbeitung und Analyse wissenschaftlicher Erkenntnisinteressen beizutragen.

Aufbau der partizipativen Forschung

Teil 1: Im Sommer 2024 wurden sowohl in Grenoble als auch in Frankfurt am Main je zwei Ganztagesworkshops und eine praktische Übung mit Teilnehmenden der Universität des dritten Lebensalters (U3L) in Frankfurt am Main und ihrem Pendant, der Université Inter-Âges du Dauphiné (UIAD) in Grenoble, abgehalten. Die Workshops hatten einen Fokus auf die theoretische und praktische Auseinandersetzung mit Raumerfahrung und -wahrnehmung sowie auf die Durchführung partizipativer Methoden (Depner et al. 2025).

Teil 2: Während einer anschließenden, dreitägigen Forschungsexkursion nach Straßburg fand ein Austausch zwischen der deutschen und der französischen Gruppe der Ko-For-

Eckdaten zur partizipativen Forschung:

In Grenoble nahmen 10 Personen, in Frankfurt am Main 19 Personen an den lokalen Seminaren in Landessprache teil. Nach Straßburg fuhren insgesamt 17 Ko-Forschende (5 aus Grenoble, 12 aus Frankfurt am Main). Bei den Ko-Forschenden handelte es sich um Personen im Alter zwischen 66 und 79 Jahren. Das Verhältnis von Frauen zu Männern lag in etwa bei 2:1. Alle haben einen höheren Schulabschluss und ein Studium oder eine äquivalente Berufsausbildung absolviert.

schenden statt. Hier wurde eine zweite, gemeinsame partizipative Einheit vorgenommen, bei der mithilfe von Foto Voice bei einem Wahrnehmungsspaziergang im Stadtraum je ein Ort fotografiert werden sollten, an dem man sich „wohlfühlt“ und einer, an dem man sich „unwohlfühlt“. Alle Ko-Forschenden liefen dabei die gleiche Strecke in der nur wenig oder gar nicht vertrauten Stadt. Abschließend wurde eine gemeinsame Analyse zu Gemeinsamkeiten und Unterschieden vorgenommen. Dabei wurden alle in Straßburg erstellten Fotos der gesamten Gruppe gezeigt und diese aufgefordert, mit Handzeichen eine Einschätzung zu geben, ob es einen Ort zeigt, an dem sich die/der Bildurheber*in „wohl“ oder „unwohl“ gefühlt hat.

Einblicke und Beispiele

Die 17 Teilnehmenden erkannten bei 30 der insgesamt 34 Bilder mehrheitlich korrekt, ob der/die Fotograf*in (jeweils nicht stimmberechtigt) sich an dem gezeigten Ort „wohl“ oder „unwohl“ gefühlt hatte. Das Votum viel 27-mal (nahezu) einstimmig aus und erkannte dabei die Intention des/der Urhebers*in stets richtig. Bei der anschließenden Kategorisierung der Bilder durch die Ko-Forschenden kristallisierten sich acht gemeinsame Überthemen heraus:

- Verkehr/Mobilität
- soziale Exklusion
- Gebäude & Architektur
- Kommerz(ialisierung)
- Natur in der Stadt
- Kunst in der Stadt
- (Wiederbelebung von) Erholungs- & Wohlfühlorte(n)

Wohlfühlorte und Orte des Unwohlseins

Im Folgenden sind exemplarisch zwei Bilder abgedruckt, die einstimmig der Intention zugeordnet wurden (1x „wohlfühlen“, 1x „unwohlfühlen“). Anschließend folgen drei Beispielbilder, bei denen das Votum nicht eindeutig ausfiel. Als „Wohlfühlort“ wurde insgesamt siebenmal das begrünte Flussufer als Motiv eingereicht, dabei sechsmal von Ko-Forschenden aus Frankfurt und einmal von einer Ko-Forschenden aus Grenoble. Herausgestellt wurde stets die Ruhe an diesen Orten; sie wurden als „wunderschön“ bezeichnet.

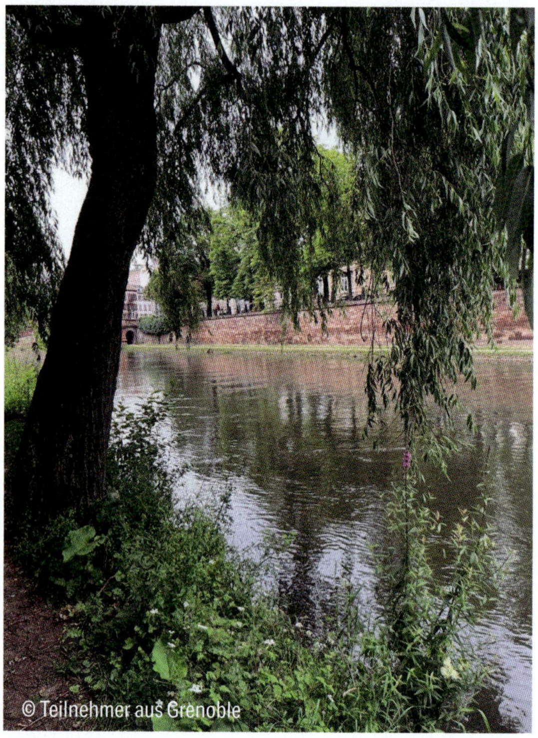
© Teilnehmer aus Grenoble

„Ruheoase“

Bereiche in der Stadt, in denen viel kahler Stein, Beton und Flächenversiegelung zu sehen ist, wurden mehrfach von Ko-Forschenden sowohl aus Frankreich als auch aus Deutschland als Orte, an denen sich die Person unwohl fühlt, fotografiert und von allen als solche erkannt. Sie wurden als „Steinwüsten“ bezeichnet. In Fällen, in denen unterschiedliche Architekturstile aufeinandertrafen, wurden die Orte als hässlich, optisch dissonant und damit störend beschrieben.

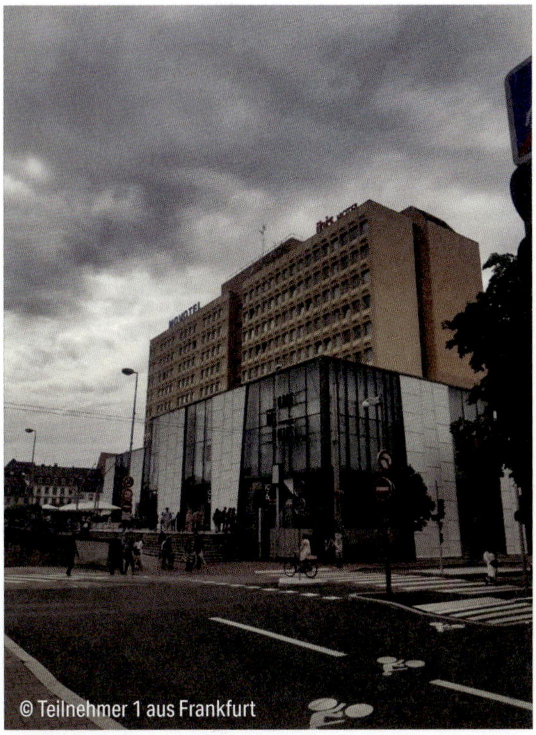

© Teilnehmer 1 aus Frankfurt

„Steinwüste“

Keine eindeutige Zuordnung

Unter den Bildern, die nicht einstimmig den beiden Kategorien zugeordnet wurden, finden sich häufig Fotografien von Verkehrssituationen und Bilder, die den Konsum kritisch thematisieren. Die ersten beiden hier abgedruckten zeigen dabei je einen Ort des „Unwohlseins“, das untere einen „Wohlfühlort“. Das Votum der Gruppe und die Kommentierungen der Urheber*innen sind jeweils zugeordnet.

Ergebnisse & Schlussfolgerungen für die Praxis

Insgesamt zeigen sich in der Gruppe Trajektorien einer kollektiven Wahrnehmung des urbanen Raums. Als Kriterien der Bewertung treten folgende Aspekte besonders hervor:

- Erscheinungsbild (stimmig/unstimmig, strukturiert/unstrukturiert, etc.)
- sichtbare Ordnungsstörung des öffentlichen Raums (z. B. Müll, Vandalismus, rücksichtsloses/respektloses Verhalten, Unordnung)
- persönliche Freiheit (im Sinne von Platz für Individualität im öffentlichen Raum; von Seiten der Teilnehmenden aus Grenoble besonders stark artikuliert)
- umweltbezogene Aspekte (sowohl im Sinne von Umweltschutz bzw. -verschmutzung als auch bezogen auf Natur/“Grün in der Stadt“; von Seiten der Teilnehmenden aus Frankfurt besonders stark artikuliert)

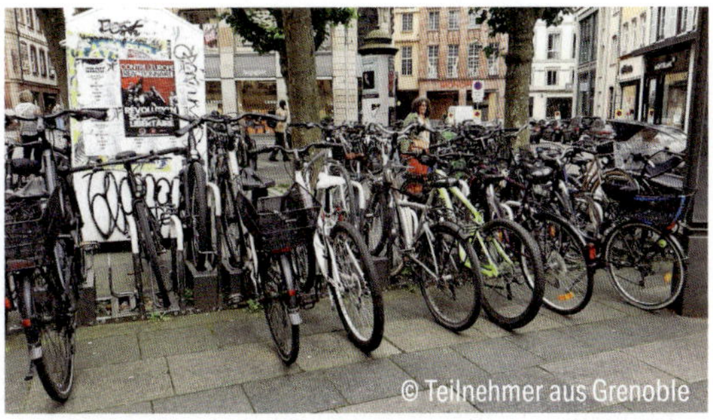

© Teilnehmer aus Grenoble

Intention: „Ort des Unwohlseins“
Begründung der Urheberin: „Es ist gut, Fahrrad zu fahren, aber auch gefährlich, vor allem für ältere Menschen, weil Radfahrende sich nicht an die Regeln halten.“
Votum: fast ausgeglichen, Tendenz zu „wohlfühlen“

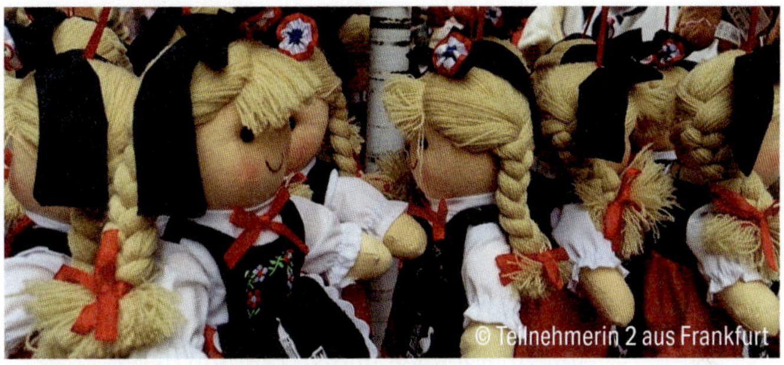

© Teilnehmerin 2 aus Frankfurt

Intention: „Ort des Unwohlseins“
Begründung: „Touristischer Ausverkauf einer Stadt“
Votum: fast ausgeglichen, Tendenz zu „unwohlfühlen“

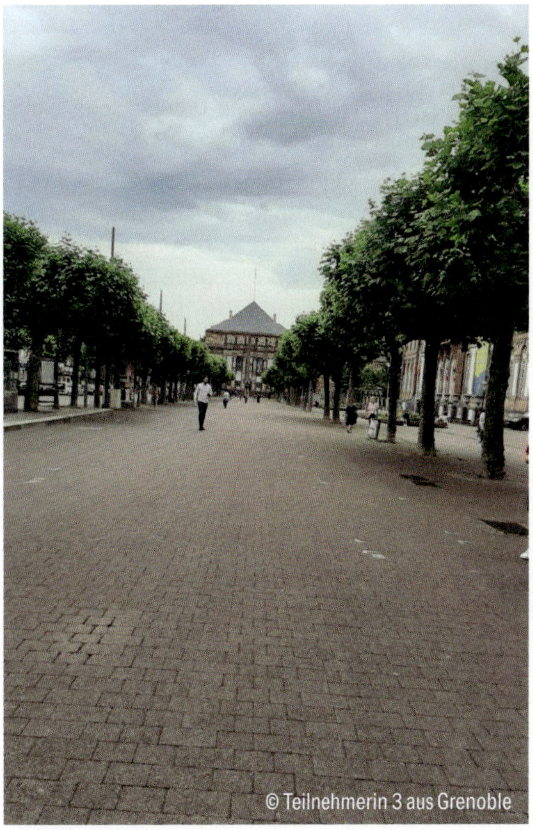

© Teilnehmerin 3 aus Grenoble

Intention: „Wohlfühlort“
Begründung: „Große Straße ohne Geschäfte, flanieren, keine Fahrräder, keine Störung“
Votum: fast ausgeglichen, Tendenz zu „wohlfühlen“

Eine zentrale Schlussfolgerung hieraus ist, dass die bisher bei Interventionen zur Raumgestaltung eher marginalisierten ästhetischen Aspekte eine große Rolle für das „Wohlsein“/„Unwohlsein“ älterer Erwachsener an distinkten Orten spielen. Für Planung, Gemeinwesenarbeit, alternsbezogene Maßnahmen auf Stadt- oder Quartiersebene usw. lassen sich daraus folgende Empfehlungen schließen:

- Partizipative, ko-kreative Ansätze sollten bei Neu-/Umplanung integriert werden.
- Ein möglichst hoher Grad an Einbindung von Ko-Forschenden Personen verspricht die Erkundung übersehener Aspekte.
- Es ist nützlich, in diesem Prozess die Frage danach, was welchen Personengruppen gefällt und was nicht zu bedenken und zu systematisieren.
- Geschmack, so wie Pierre Bourdieu (1982) ihn versteht, kann auch ein Mittel sein, um Machtunterschiede zwischen sozialen Schichten zu erzeugen und zu reproduzieren.
- Daher ist es ratsam, möglichst diverse Gesellschaftsschichten einzubinden, um der Gefahr entgegenzuwirken, bestimmte Gruppen zu exkludieren.

Literatur

Bourdieu, P. (1982): Die feinen Unterschiede. Suhrkamp, Frankfurt am Main.

Depner, A./Wanka, A./Scheider-Yilmaz, M. et al. (2025): „Je regarde l'espace différemment maintenant." Ein ökogerontologischer, partizipativer Ansatz im deutsch-französischen Dialog. In: Z Gerontol Geriat [im Druck]. https://doi.org/10.1007/s00391-025-02529-y.

Höppner, G./Urban, M. (2018): Where and How Do Aging Processes Take Place in Everyday Life? Answers from a New Materialist Perspective. In: Front Sociol 3/7. https://doi.org/10.3389/fsoc.2018.00007.

Kusenbach, M. (2003): Street Phenomenology: The Go-Along as Ethnographic Research Tool. In: Ethnography 4/3, S. 455–485.

Novek, S./Morris-Oswald, T./Menec, V. (2012): Using photovoice with older adults: Some methodological strengths and issues. In: Ageing Soc 32/3, S. 451–470.

Wahl, H.W./Lang, F. (2004): Aging in context across the adult life course. Integrating physical and social environmental research perspectives. In: Wahl H.W./ Scheidt, R. J./Windley, P. G. (Hrsg.): Aging in context. Socio-physical environments. In: Annual Review of Gerontology and Geriatrics 23, S. 1–33.

Autorinnen und Autoren

Dr. Anamaria Depner, Kulturanthropologin und **Dr. Anna Wanka**, Soziologin, Interdisziplinäre Alternswissenschaft, Goethe-Universität Frankfurt am Main.
Kontakt: an.depner@em.uni-frankfurt.de

Dr. Marion Scheider-Yilmaz, Dr. Helen Klein und **Prof. Thibauld Moulaert,** Soziolog*innen, Pacte, Université Grenoble Alpes.

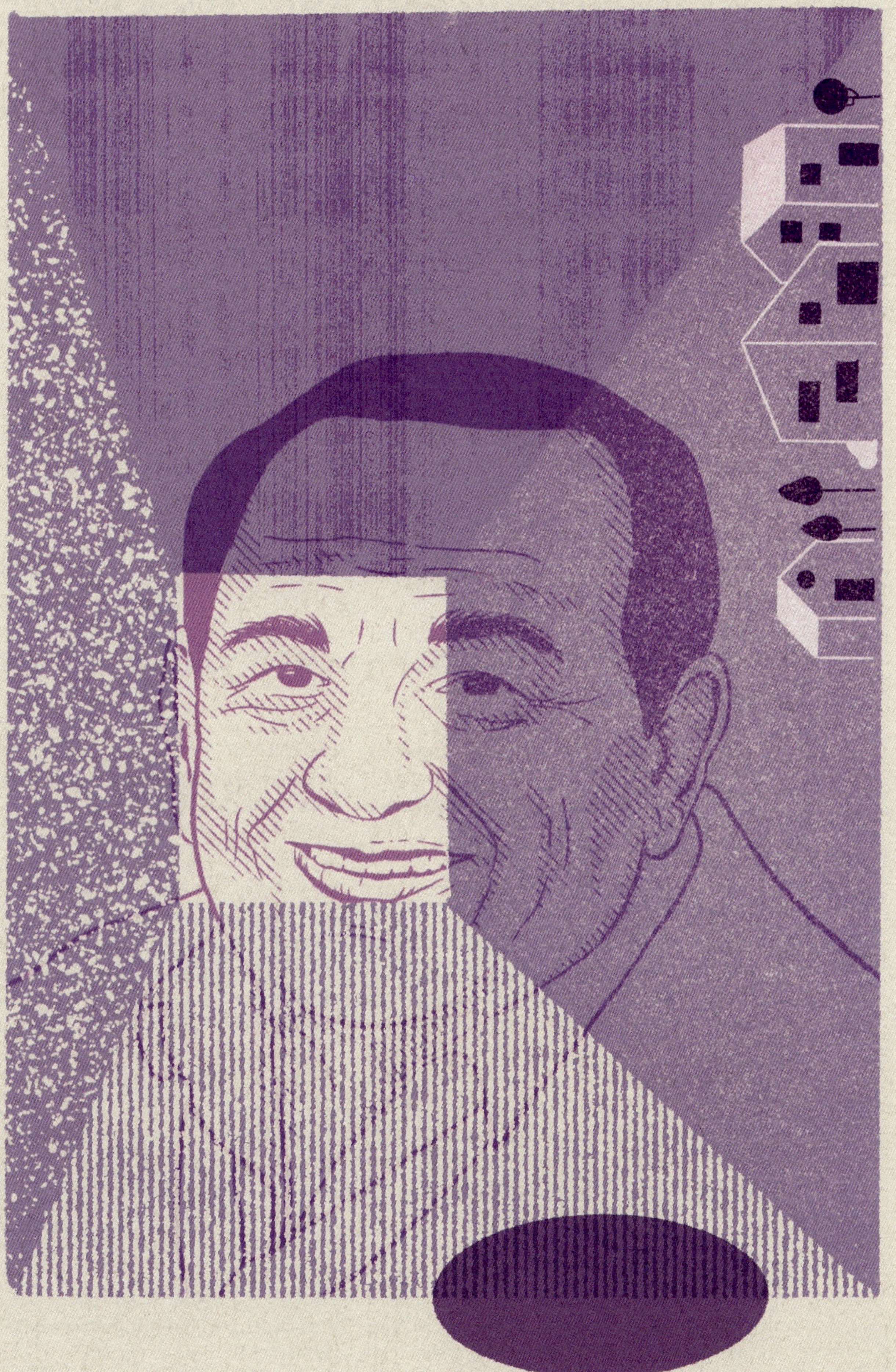

Deutschland auf dem Weg zu demografiefesten Kommunen

Befunde, Beispiele und Perspektiven aus der Praxis

Kommunen stehen im demografischen Wandel vor einer doppelten Herausforderung: Sie wollen Themen wie Altersarmut, Einsamkeit und digitale Spaltung adressieren und zugleich die wachsenden Potenziale der Älteren für Gemeinwohl und Demokratie heben. In dieser „Herzkammer der Republik" setzt die Körber-Stiftung an. Ihr Ziel ist es, kommunale Akteure mit praxistauglichen Instrumenten zu unterstützen: Der „AFCCQ"-Fragebogen macht Altersfreundlichkeit messbar, „Engagiert euch, Boomer!" liefert Einsichten in neue Engagementressourcen, das Projekt „Eingeloggt!" zeigt Wege in eine altersfreundliche digitale Öffentlichkeit. Gemeinsam eröffnen diese Bausteine Kommunen die Möglichkeit, Strategien, Quartiersentwicklungen und Beteiligungsformate wissensbasiert weiterzuentwickeln.

Vom Bauchgefühl zur Kennzahl: Wie der AFCCQ kommunale Altersplanung steuerbar macht

Altersfreundlichkeit darf kein bloßes Lippenbekenntnis bleiben. Doch wie wird aus dem „weichen" Thema Lebensqualität eine harte Währung für die Verwaltung? Der Age-Friendly Cities and Communities Questionnaire (AFCCQ) liefert die Antwort: Er macht subjektives Erleben messbar. Kommunen stehen angesichts des demografischen Wandels vor der Aufgabe, Altersfreundlichkeit nicht nur programmatisch zu versprechen, sondern nachweisbar zu gestalten. Der AFCCQ bietet hierfür ein standardisiertes, wissenschaftlich fundiertes Messinstrument. Der in 14 Sprachen erhältliche Fragebogen erfasst die Lebenssituation der Bevölkerung 65+ in zentralen Handlungsfeldern wie Wohnen, Mobilität, sozialer Zusammenhalt, Engagement, Unterstützungssysteme oder finanzielle Lage – und übersetzt subjektive Erfahrungen in belastbare Kennzahlen.

Kommunale Bevölkerungsbefragung

In der Praxis wird der AFCCQ als kommunale Bevölkerungsbefragung eingesetzt, meist postalisch, optional ergänzt um einen Online-Fragebogen. Die Auswertung erfolgt entlang thematischer Dimensionen und wird über Scores verdichtet. So entsteht ein Profil der Altersfreundlichkeit, das Stärken und Handlungsbedarfe im Vergleich der Quartiere oder im Zeitverlauf sichtbar macht und durch seine Vergleichbarkeit mit anderen Kommunen anschlussfähig ist. Auch bei knappen Ressourcen in den Kommunen ist die Umsetzung durchführbar: Die Projektkoordination kann häufig von einer Person im Sozial- oder Seniorenbereich übernommen werden; Verteilung und Kommunikation lassen sich über bestehende Netzwerke und Multiplikatorinnen und Multiplikatoren organisieren. Die Körber-Stiftung hat durch ein Sozialforschungsinstitut einen Musterbericht für den 23 Fragen umfassenden Bogen erstellen lassen. Sollte keine interne Statistikexpertise oder eine Universität als Partner vorhanden sein, so erstellt das Institut gegen eine transparente und begrenzte Gebühr (990 Euro) einen standardisierten Städtebericht.

Einsatz auf der Quartiersebene

Besonders wertvoll ist der Einsatz auf der Quartiersebene: Werden die Daten kleinräumig ausgewertet, lassen sich Unterschiede zwischen Stadtteilen erkennen und mit lokalen Partnern

– Stadtteilzentren, Wohnungswirtschaft, Wohlfahrt, Initiativen – bearbeiten. Ältere Menschen werden so nicht nur befragt, sondern als Expertinnen und Experten ihres Alltags in Beteiligungsrunden und Workshops einbezogen. Für Verwaltung und Politik eröffnet dies neue Möglichkeiten der Steuerung: Der AFCCQ liefert eine standardisierte empirische Grundlage für integrierte Sozialplanung, Alters- und Quartiersstrategien, Förderentscheidungen und die Priorisierung von Investitionen.

Handlungsempfehlung und weitere Informationen

Kommunen sollten den AFCCQ als regelmäßiges Monitoring verankern, ihn früh mit Statistik, Datenschutz und politischen Gremien abstimmen und seine Ergebnisse konsequent in Planungsprozesse, Zielvereinbarungen und Berichterstattung einfließen lassen. Weitere Informationen zum AFCCQ: https://koerber-stiftung.de/projekte/stadtlabor-demografischer-wandel/afccq/.

Eingeloggt!-Woche – Digitalisierung für Ältere leicht gemacht

Ob Nachrichten, Behördengänge oder der Austausch mit Familie und Freunden: In unserem Alltag findet vieles digital statt. Digitale Kompetenzen sind mehr als Komfort: Wer Informationen einordnen, Werkzeuge souverän nutzen und sich nicht aus Unsicherheit aus dem Netz zurückzieht, kann leichter am gesellschaftlichen Diskurs teilnehmen. Für eine demokratische Öffentlichkeit ist dies essenziell. Kommunen stehen damit vor einer wichtigen Aufgabe. Gerade ältere Menschen sind oft nicht mit dabei. Es gibt vielerorts Smartphone-Sprechstunden und Kurse in Initiativen, Nachbarschaftstreffs oder Bibliotheken – doch vielen ist nicht klar, wo sie einen einfachen Einstieg und Gelegenheit zum Ausprobieren finden. Genau hier setzt die Eingeloggt!-Woche an.

Eine Woche lädt zum Ausprobieren ein

Die Eingeloggt!-Woche findet jeweils im März statt und weckt Neugier auf digitale Technik bei Menschen 50plus. Initiiert von der Körber-Stiftung gemeinsam mit den Bücherhallen Hamburg und der Hamburger Volkshochschule, macht die Aktionswoche lokale, bereits vorhandene Angebote sichtbar. Organisationen und Initiativen können kostenlose, werbefreie Workshops, Vorträge oder Events beisteuern. Ziel ist es, Vorhandenes zu bündeln und gemeinsam zu kommunizieren, damit Interessierte schnell finden, was zu ihnen passt.

Nutzen für Kommunen und Menschen vor Ort

Ältere Menschen testen Technik unverbindlich, stellen Fragen und entdecken, was im Alltag wirklich hilft – ohne Kaufdruck und ohne Angst, „zu spät dran“ zu sein. So wird Neugier geweckt und Hemmschwellen sinken. Kommunen profitieren gleich mehrfach. Sie stärken damit bestehende Strukturen, vernetzen Akteurinnen und Akteure und erhöhen gemeinsam Reichweite – vom Miteinander im Quartier bis zur Nutzung digitaler Verwaltungsangebote.

Sichtbarkeit schaffen, gemeinsam handeln

Nicht alles muss neu erfunden werden: Vorhandenes bündeln, öffnen und offensiv bekannt machen – dort, wo Menschen ohnehin sind. Kommunen und Träger sollten die Eingeloggt!-Woche als Kommunikationsanlass nutzen, um niedrigschwellige Zugänge zu schaffen und Partnerschaften zwischen Bildung, Kultur und sozialer Infrastruktur zu stärken. Weitere Information zur Eingeloggt!-Woche: https://koerber-stiftung.de/projekte/eingeloggt/

Engagierte Kommune: das Potenzial der Babyboomer – eine repräsentative Umfrage der Körber-Stiftung

Kaum ein Tag, an dem die Babyboomer nicht in den Schlagzeilen sind. Die große Bevölkerungsgruppe der geburtenstarken Jahrgänge geht in den nächsten zehn Jahren in Rente. Der länger schon prognostizierte Fachkräftemangel ist längst in allen Branchen spürbar. Auch für kommunale Verwaltungen bedeutet das einen enormen Verlust an gut ausgebildeten Arbeitskräften, die sie ersetzen müssen. Gleichzeitig wächst hier die Sorge, wie trotz Personalmangels und knapper Haushaltskassen der Versorgungsauftrag für die zunehmende Anzahl der Seniorinnen und Senioren langfristig erfüllt werden kann. Aber vielleicht könnten die Babyboomer selbst die Lösung sein für die Herausforderungen der älter werdenden Gesellschaft.

Wie lässt sich diese Generation nach dem Ende ihrer Arbeitszeit für kommunales Engagement begeistern?

Die Körber-Stiftung hat zusammen mit dem Sozialforschungsinstitut aproxima nachgefragt: Seit Corona ist die Engagementquote gesunken, doch der Bedarf von zivilgesellschaftlicher Mitwirkung wird seitens der Babyboomer gleichzeitig als sehr hoch eingeschätzt. Eine Mehrheit kann sich einen eigenen Beitrag in der Zukunft vorstellen, bevorzugt aber mit flexiblem und befristetem Einsatz. Wer schon engagiert ist, ist auch zu mehr bereit. Überdurchschnittlich sind das die jüngeren Babyboomer und Menschen mit höherer Bildung. Bei den Engagementfeldern sind der Umwelt- und Naturschutz sowie Aufgaben in der Nachbarschaft am beliebtesten. Für eine Mitwirkung wollen die Befragten persönlich angesprochen und gut informiert werden und für ihren Einsatz Anerkennung und Wertschätzung erhalten.

Handlungsempfehlungen für die Kommunen

Babyboomer bringen Lebenserfahrung und Knowhow mit. Sie für ein lokales Engagement zu gewinnen, lohnt sich für Kommunen, schon quantitativ. Aber es ist kein Selbstläufer.

- Verwaltungen sollten Koordinierungsstellen zur Vernetzung mit allen zivilgesellschaftlichen Akteuren und den Förderern aus der Wirtschaft anbieten. Lokale Infrastrukturen (Begegnungsorte, hauptamtliche „Kümmerer“) ermöglichen es Engagierten anzudocken.
- Neue Engagierte müssen noch im Beruf erreicht werden. Ansprache und Zugänge sollten möglichst niedrigschwellig und für alle geöffnet sein – auch für beeinträchtigte und arme Menschen. (Ehrenamts-Shuttle, Home-Engagement).
- Konkrete Steckbriefe – welche Person brauche ich für welche Aufgabe – helfen, passgenaue Kandidatinnen und Kandidaten zu identifizieren. Aktive „Keyplayer“ gilt es als Multiplikatoren zu gewinnen.
- Monetarisierung wird zunehmend eine Rolle spielen. Die Diskussion darüber dürfte durch die neue gesetzliche Regelung zum Hinzuverdienst in der Rente eine neue Dynamik bekommen. In diesem Spannungsbogen müssen Kommunen nach kreativen Lösungen suchen. Das heißt, an mancher Stelle genauer hinsehen, was projektgebunden oder eher nachhaltig gebraucht wird.
- Engagementförderung sollte ein kommunales Querschnittsthema sein, mit politischer Rückendeckung und verlässlicher langfristiger Finanzierung. Denn die positiven Effekte sind gewaltig – für das Gemeinwesen ebenso wie präventiv für die Gesundheit und soziale Einbindung der Engagierten selbst.

Zum Download „Engagiert euch, Boomer! Das Potenzial der Älteren für unsere Kommunen“ geht es hier: https://koerber-stiftung.de/site/assets/files/49475/engagiert_euch_boomer_koerber-stiftung.pdf

Autorinnen und Autoren aus dem Bereich Alter und Demografie der Körber-Stiftung

AFCCQ:
David Menn ist Soziologe und arbeitet mit Kommunen an Antworten auf die Herausforderungen des demografischen Wandels.
Kontakt: menn@koerber-stiftung.de

Eingeloggt!-Woche:
Caterina Römmer ist Kulturwissenschaftlerin mit langjähriger Expertise im Bereich Alter und Digitalisierung.
Kontakt: roemmer@koerber-stiftung.de

Engagiert euch, Boomer! Das Potenzial der Älteren für unsere Kommunen:
Jana Lunz ist Ethnografin und arbeitet v.a. an Altersbildern, altersgerechter Stadt- und Quartiersentwicklung und Senior Social Entrepreneurship.
Kontakt: lunz@koerber-stiftung.de

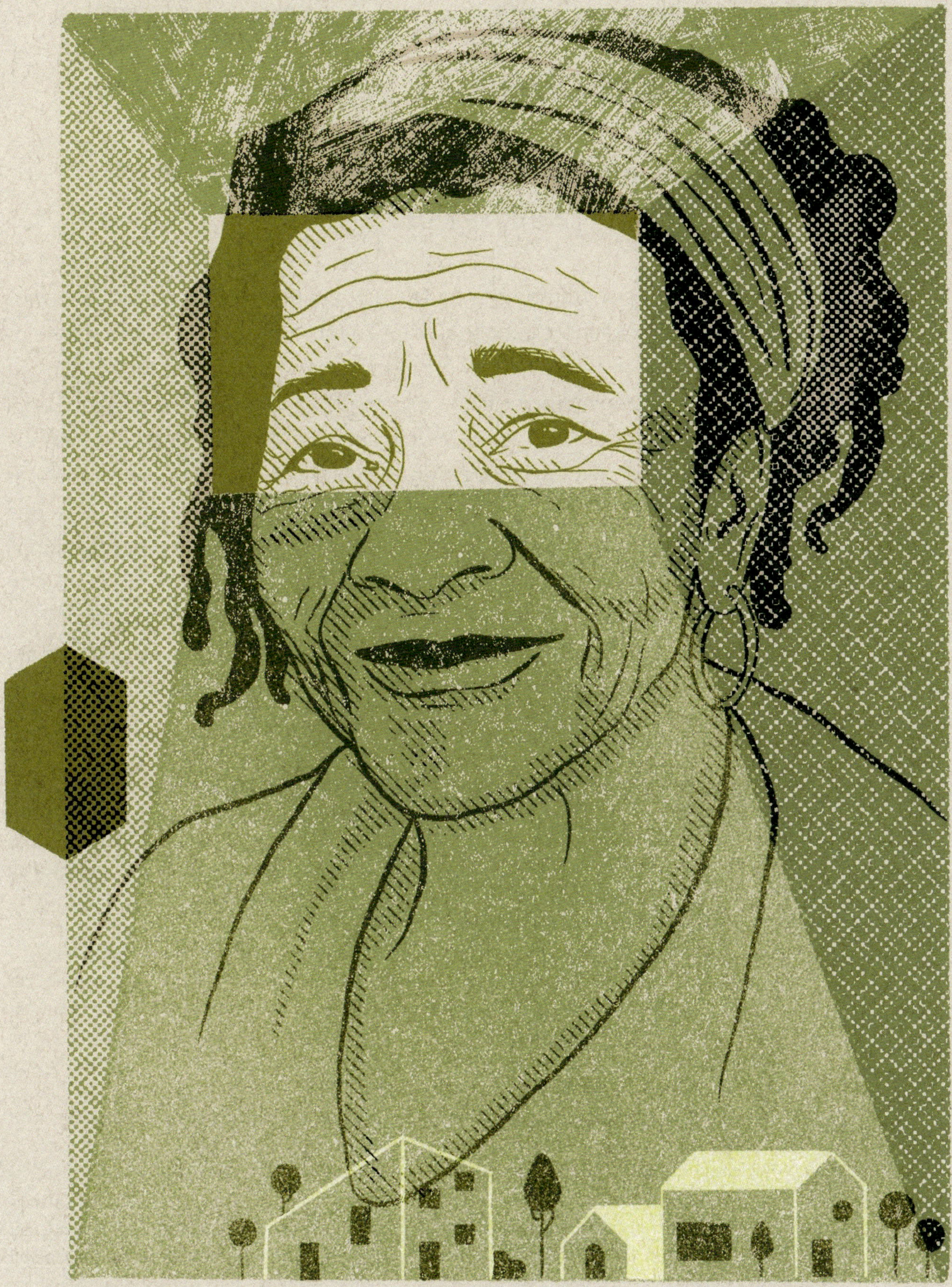

Innovation und progressive Programmatik: neues Bauen für alte Menschen

Architektur und Konzeption des Henry und Emma Budge-Heims in Frankfurt 1928–1930

Die Konzeptidee, selbstständiges und selbstbestimmtes Wohnen auch im (hohen) Alter zu ermöglichen, Lebensqualität zu fördern, aber im Falle von Beeinträchtigungen auch Sorgeverantwortung zu übernehmen und Menschen mit Pflegebedarf zu begleiten, ist keine Erfindung unserer Zeit im ersten Viertel des 21. Jahrhunderts. Auch wenn uns die aktuellen Publikationen das Narrativ von völlig neuen, angeblich innovativen Projekten für die Best- und Silver-Ager erzählen möchten: Individuelle Autonomie in Verbindung mit der Pflege des gewohnten Lebensstils in der Gemeinschaft mit anderen, überkonfessionell und integrierend, waren schon vor gut 100 Jahren Grundlage der Entwicklung moderner Senioreneinrichtungen. Und auch die Verbindung des privaten Wohnens im Alter mit zahlreichen Gemeinschaftsräumlichkeiten wie Bibliothek, Restaurant, Café, Clubräume, Festsaal unter einem Dach – eingebettet in den Sozialraum, das gab es auch schon in den 1920er-Jahren.

Historische Spurensuche zum Bauen für alte Menschen

Eine historische Spurensuche und Recherche im leider noch weitgehend unbeachteten Feld der konzeptionellen Entwicklung der Altenwohn- und Altenpflegeheime in Deutschland können durchaus interessante Befunde zutage fördern. Bisher haben dazu, wenn überhaupt, eher die Expertinnen und Experten aus Architektur- und Baugeschichte geforscht. Es ist daher ein dringendes Desiderat, zur Entwicklung der Wohn- und Versorgungsformen im Alter künftig systematische und umfassende Untersuchungen zu wagen und dabei auch Fragestellungen der Gerontologie, Soziologie und Pflege zu berücksichtigen. Diese daraus resultierenden Erkenntnisse können so auf die konzeptionellen Weiterentwicklungen der Wohnformen und der (kommunalen) Sorgestrukturen Einfluss nehmen und helfen, mögliche Fehlentwicklungen bei der Konzeptionierung und beim Bau und der Modernisierung von Senioreneinrichtungen zu verhindern. Auch in einem „Markt“, der an manchen Stellen allein durch Investorenperspektiven getrieben zu sein scheint, können historische Befunde hilfreich sein, wenn insbesondere in den Kommunen wichtige Entscheidungen zur nachhaltigen Daseinssicherung und -vorsorge anstehen.

Ein neues Altersheim im Neuen Frankfurt

Für eine solche historische Spurensuche zur Entwicklung des Altenheimbaus in Deutschland eignet sich besonders das Henry und Emma Budge-Heim in Frankfurt am Main, das in den Jahren 1928–1930 realisiert wurde. An diesem in vielerlei Hinsicht beispielgebenden Haus wird der auch noch aus heutiger Sicht beeindruckende konzeptionelle Entwicklungsstand der späten Weimarer Jahre greifbar; bevor der nationalsozialistische Terror sich der Altenhilfe bemächtigte und auch viele alte, pflegebedürftige Menschen ermordet wurden. Ein Alleinstellungsmerkmal gewinnt das Henry und Emma Budge-Heim auch dadurch, dass die Filmemacherin Ella Bergmann-Michel (1895–1971) bereits kurz nach der Eröffnung des Hauses 1931 einen Dokumentarfilm unter dem Titel „So leben alte Leute“ schuf, der am 10. Januar 1932 in Frankfurt seine Uraufführung erfuhr. Dieser Film wird als ein herausragendes Beispiel dokumentarischer Filme der Moderne in der Filmgeschichte zitiert. Dem nicht genug: Die Bauerarbeiten und die Baufertigstellung des Hauses wurden von der Fotokünstlerin Ilse Bing (1899–1998), die einer wohlhabenden jüdischen Frankfurter Kaufmannsfamilie entstammte und mit Bergmann-Michel befreundet war, dokumentiert und in den einschlägigen Architekturzeitschriften der Zeit veröffentlicht. Diese künstlerisch-dokumentarischen Arbeiten allein würden eine umfassendere Ausarbeitung und Würdigung verdienen. Sie sind zweifelsfrei einzigartige Quellen zum Bau, Konzeption und Leben in einer Senioreneinrichtung vor gut 100 Jahren.

Das Budge-Heim: Jüdisches und Christliches unter einem Dach

Der Bau des Henry und Emma Budge-Heim, ein Altenwohnheim bewusst und konzeptionell für „jüdische und christliche Pensionäre“ zugleich, fällt in die Ära des bekannten wie charismatischen Frankfurter Stadtbaurats Ernst May (1886–1970), dessen Tätigkeit unter dem Schlagwort „Das Neue Frankfurt“ Einzug in die Geschichte der modernen Stadtplanung und -entwicklung nahm. Die bekannte Professorin für Design, Lore Kramer, erklärt dazu in ihrem Artikel über das Budge-Altersheim, dass May als Stadtrat und Baudezernent „in einer einmaligen Machtposition alle Ämter, die Planen und Bauen betrafen [koordinierte], um seine Idee der neuen Stadt, des neuen Wohnens zu realisieren.“ So war es möglich, dass im „grünen Umland rund um die alte Kernstadt Frankfurts in wenigen Jahren 20 neue Siedlungen mit 15.000 Wohnungen entstanden. Somit war das Neue Frankfurt – entgegen dem Bauhaus in Weimar und später in Dessau als eine experimentelle Lehrstätte – ein „real funktionierendes Massenexperiment“ gegen die drängende Wohnungsnot in der nach dem Ersten Weltkrieg aufstrebende Mainmetropole.

Menschenwürdige Unterbringung und Versorgung

Ernst May wollte für die Bevölkerung Frankfurts nicht mehr und nicht weniger „befriedigende Lebensbedingungen“ für alle schaffen. Für die Bewertung einer Stadt sollte „allein das Lebensniveau, das sie allen ihren Bürgern zu bieten vermag“, entscheidende Bedeutung haben. In seinen grundlegenden wie programmatischen Artikeln, die er in der von ihm selbst herausgegeben Zeitschrift „Das Neue Frankfurt“ veröffentlichte, stellte er klar, dass Siedlungen, die nur „dem ausschließlichen Gesichtspunkte der Menschenunterbringung dienen, ohne der Aufgabe einer geistigen Förderung des Gemeinschaftswesens, ihren Zweck nur unvollkommen erreichen. Unter diesen Aspekten war, so Lore Kramer, auch die menschenwürdige Unterbringung und Versorgung alter Menschen ein Programmpunkt seiner Frankfurter Bauvorhaben: War doch „die Notlage älterer Menschen insbesondere in herkömmlichen Asylen oder in Wohnungen, die sie nicht mehr allein bewirtschaften und unterhalten konnten, [...] zu einem brennenden Problem geworden“.

250.000 Reichsmark für die erste Bauphase und Baugrundstück auf Erbpacht

May, der bis Oktober 1930 in Frankfurt arbeitete und dann nach Moskau wechselte, forderte den jungen niederländischen Architekten Mart Stam (1899–1986), der im Wintersemester 1928/1929 am Bauhaus in Dessau als Gastdozent Stadtplanung lehrte, sich am Wettbewerb zum Bau des neuen Altersheims der Henry und Emma Budge-Stiftung zu beteiligen. Zusammen mit Werner Moser (1896–1970), Ferdinand Kramer (1898–1985) und Erika Habermann (1903–1993) konnte sich Stam im Wettbewerb – mit tatkräftiger Unterstützung Mays im Hintergrund – durchsetzen. Die Gruppe der jungen Architekten, die sich für den Wettbewerb den Namen „Kollektiv“ gegeben hatten, erhielt am 10.9.1928 den Zuschlag des Preisgerichts, ein Heim für „jüdische und christliche Pensionäre“ mit 100 Wohnungen zu schaffen. Die Budge-Stiftung, die 1920 vom Bankier Henry Budge (1840–1928) und seiner Frau Emma, geborene Lazarus (1852–1937), ins Leben gerufen wurde und erst kurz zuvor den Bau eines Altersheims als Zweckbestimmung in die Satzung aufgenommen hatte, stellte 250.000 Reichsmark für die erste Bauphase zur Verfügung. Die Stadt Frankfurt brachte das Baugrundstück auf Erbpacht ein.

Bewusste Nähe zur Innenstadt

Das neue Frankfurter Altersheim sollte bewusst zur Nähe der Innenstadt entstehen. Der „Kontakt mit der Stadt“ kann so erhalten bleiben, die „Möglichkeit des Verwandtschaftsbesuches“

und an „kulturellen Bestrebungen teilzunehmen“ ist gegeben, und schließlich wird dem Gefühl, nicht „völlig außerhalb des Lebens zu stehen“, entgegengewirkt. So ist es in einem Bericht zur Eröffnung des Hauses 1930 zu lesen. Den Auftrag zum Bau des Heims erhielt die Philipp Holzmann AG. Insgesamt beliefen sich die Baukosten auf 795.130 Reichsmark, dazu kamen die Kosten für „maschinelle Einrichtungen“ wie Küche und Wäscherei (34.503), für die Inneneinrichtung und Mobiliar (57.467) und schließlich für die „Umgebungsarbeiten“ (Zuwegung, Außenanlagen und Garten) 25.473 Reichsmark. So lassen sich für das schlüsselfertige Gebäude 912.573 Reichsmark bilanzieren. Am 3.7.1929 erfolgte die Grundsteinlegung, bereits am 6. und 7.5.1930 zogen die ersten Bewohnerinnen und Bewohner ein, und am 17.6.1930 konnte die offizielle Einweihung des Gebäudes gefeiert werden.

Mart Stam und seine Konzepte zum neuen Altersheim

Es ist wertvoll, dass der leitende Architekt, Mart Stam seine grundsätzlichen Überlegungen zur Planung und Ausführung des Budge-Heims veröffentlicht hat. Seine Ausführungen, die der Gruppe „Kollektiv“, aber auch durch die erhaltenen Baupläne sowie die erwähnten Film- und Fotoaufnahmen können wir das Henry und Emma Budge-Heim zum Zeitpunkt der Fertigstellung des Gebäudes 1930 nicht nur architektonisch und haustechnisch, sondern auch konzeptionell und organisatorisch sehr gut rekonstruieren. Mart Stam schreibt 1928: „Wir sind ausgegangen von dem Eindruck, daß im Wettbewerbsprogramm die Räume eines bestimmten Vorprojektes aufgezählt wurden, daß aber keine bestimmte Vorstellung darüber vorhanden war, wie ein Altersheim eigentlich aussehen soll. Infolgedessen haben wir uns in erster Linie bemüht, das Wesen eines Altersheimes, eines Heimes für alte Leute, zu erfassen. […] Gib jedem Rentner möglichst viel Bewegungsfläche, sperr ihn nicht in ein Zimmer, eine Schachtel ein, sondern lass ihn, solange es seine Kräfte ihm erlauben, seine Terrasse und den Garten als ihm gehörend betrachten, das heißt: die Zimmer möglichst in offene Verbindung mit dem Garten und mit der Terrasse bringen, das heißt: den Bau möglichst niedrig machen.“ Und Architekt Ferdinand Kramer erklärte in einem Aufsatz aus dem Jahre 1980 rückblickend: „Wir wollten kein Altersheim im bisher üblichen Sinne, keine Kasernierung alter Menschen und keine entwürdigende Bevormundung, sondern ein kollektiv bewirtschaftetes Rentnerhotel.“

Regeln zur Organisation und individuelle Freiheit

Dem Architektenteam war klar, dass Regeln zur Organisation des Hauses vorhanden sind. Diese Vorschriften sollten aber auf keinen Fall „die individuelle Freiheit hemmen“. Das Haus hat lediglich zwei Stockwerke mit Keller. Der Grundriss erinnert an den Buchstaben H. Zwei langgestreckte Baukörper, in denen sich die Wohnungen befinden, die mit einem Zentralbau, der alle Gemeinschafts-, Funktions- und Technikräume vereint, verbunden sind. Insgesamt gibt es 100 Wohnungen: 94 Einzimmerwohnungen und 6 Zweizimmerwohnungen. In einem „Turmbau“ neben dem Haupteingang sind Wohnungen für die Mitarbeiterinnen und Mitarbeiter, sowie für das Hausmeisterehepaar vorhanden. Neben der „leitenden Oberschwester“ waren 12 weitere Angestellte in der Einrichtung beschäftigt.

Die Wohnungen

Die Einzimmerwohnungen wiesen einen identischen Zuschnitt und eine einheitliche Größe von 21 Quadratmetern zuzüglich 7 Quadratmeter Balkon oder Terrasse auf. Die Wohnungen verfügten über einen Wohnraum, der auf den Garten oder die Terrasse hinausführte und „durch Fenster so geöffnet ist, daß Licht, Luft und Sonne weitgehendst ausgenützt werden können“. Die Zweizimmerwohnungen mit 41 Quadratmetern und 14 Quadratmetern Balkon oder Terrasse hatten Wohn- und Schlafraum getrennt. Die Einzimmerwohnungen enthielten im Wohnraum eine Schlafnische für das Bett, das so optisch vom Wohnraum getrennt werden konnte. Jede Wohnung hatte einen Flur mit eingebauten Schränken, Waschbecken/Waschtisch mit Spiegel und fließendem warmen und kalten Wasser und eine Kochgelegenheit („Schränkchen mit emaillierter Abdeckplatte als Kochschränkchen“). Jede Wohnung verfügte über einen Abstellraum, die Zweizimmerwohnungen zudem über einen begehbaren Schrank. Und ganz wichtig: „Jeder Insasse hat in seinen Räumen die eigenen Möbel!“

Besonderen Wert legten die Architekten auf die (natürliche) Belichtung der Räume, setzten umgreifend großflächige Verglasung ein und untersuchten sogar die Sonneneinwirkung je nach den Jahreszeiten bei allen Wohnungen. Die Anlagen für WC und Bäder befanden sich in den Fluren. Die Planer haben dies später selbstkritisch als einen Fehler bezeichnet. Man habe aber den damaligen Vorstellungen der Hygiene gehorcht und Lebensräume von Sanitärbereichen getrennt. Das Gebäude verfügte auch über Aufzüge (zur Bewirtschaftung, um Lasten und das Essen zu transportieren, aber auch für „Gebrechliche") und wurde zentral geheizt.

Die Gemeinschaftsräume

Im Zentralbau des Hauses befanden sich im Keller die Vorratsräume, darüber im Erdgeschoss die Küche mit Vorbereitungsraum, Anrichte, Spülküche, im oberen Stockwerk die Gemeinschaftsräume: der Speisesaal und das Musikzimmer. Diese Räume waren so konzipiert, dass sie gleich mehrere Funktionen und Aufgaben erfüllen konnten. Der Speisesaal umfasste regelhaft bis zu 112 Sitzplätze. Durch das Öffnen von Schiebetüren konnte das angrenzende Musikzimmer integriert und ein Raum von 241 qm geschaffen werden, der Platz für über 200 Personen bot.

Mieten und Finanzierung

Der Aufenthalt im neuen Altersheim der Budge-Stiftung kostete 1930 für eine Einzelperson 180 Mark, für ein Ehepaar 300 Mark im Monat. Das sei – so die zeitgenössischen Quellen – für diesen „Luxusbau" angemessen, aber nur vom „Mittelstand" zu bezahlen. Man muss bedenken, dass der durchschnittliche Monatslohn 1930 nach Angaben des Statistischen Bundesamts bei 184 Reichsmark lag. Von daher war es notwendig, dass „Gelder aus der Budge-Stiftung oder vom Wohlfahrtsamt" zur Unterstützung von „Einzelfällen" zur Verfügung standen. Es ist beispielsweise belegt, dass die Stiftung die Bewohnerinnen und Bewohner mit jährlich 30.000 Reichsmark zu bezuschussen hatte.

Die Geschichte des Hauses nach 1933

1938 wurde das Budge-Heim baulich in einen „arischen" und einen „jüdischen" Bereich getrennt. Die letzten jüdischen Bewohnerinnen und Bewohner mussten am 31. März 1939 das Haus verlassen. Die meisten – so ist belegt – wurden in den Folgejahren ermordet. Danach wurde das Heim im April 1939 von der Stadt Frankfurt übernommen und in „Heim am Dornbusch" umbenannt. Es diente dann „deutschen Volksgenossen" als Altersheim. Bei einem Luftangriff 1944 wurde das Gebäude schwer beschädigt und diente nach 1945 der US-amerikanischen Armee bis 1995; unter anderem als Zahnklinik. Die Budge-Stiftung hat nach ihrer Wiedereinsetzung das Haus in den 1960er-Jahren verkauft und an einer anderen Stelle in Frankfurt ein neues Heim errichtet. Seit 2001 befindet sich im historischen Haus wieder ein Alten- und Pflegeheim.

Erbe und Verpflichtung

Das historische Budge-Heim aus den späten Jahren der Weimarer Republik steht zweifelsohne für eine progressive und ambitionierte Senioreneinrichtung, die schon vor gut 100 Jahren alle wesentlichen Elemente einer auch nach heutigen Maßstäben modernen, innovativen und humanen Einrichtung aufwies. Es dauerte Jahrzehnte, bis diese Konzepte wieder rezipiert wurden und Träger an die Exzellenz der 1920er-Jahre anknüpfen konnten; so manche allerdings bis heute nicht.

Autor

Dr. Stefan Arend M. A., Institut für Sozialmanagement und Neue Wohnformen in Gräfelfing bei München, Lehrbeauftragter an der Technischen Universität München, Berater und Publizist.

Kontakt: stefan.arend@institut-sozialmanagement.de

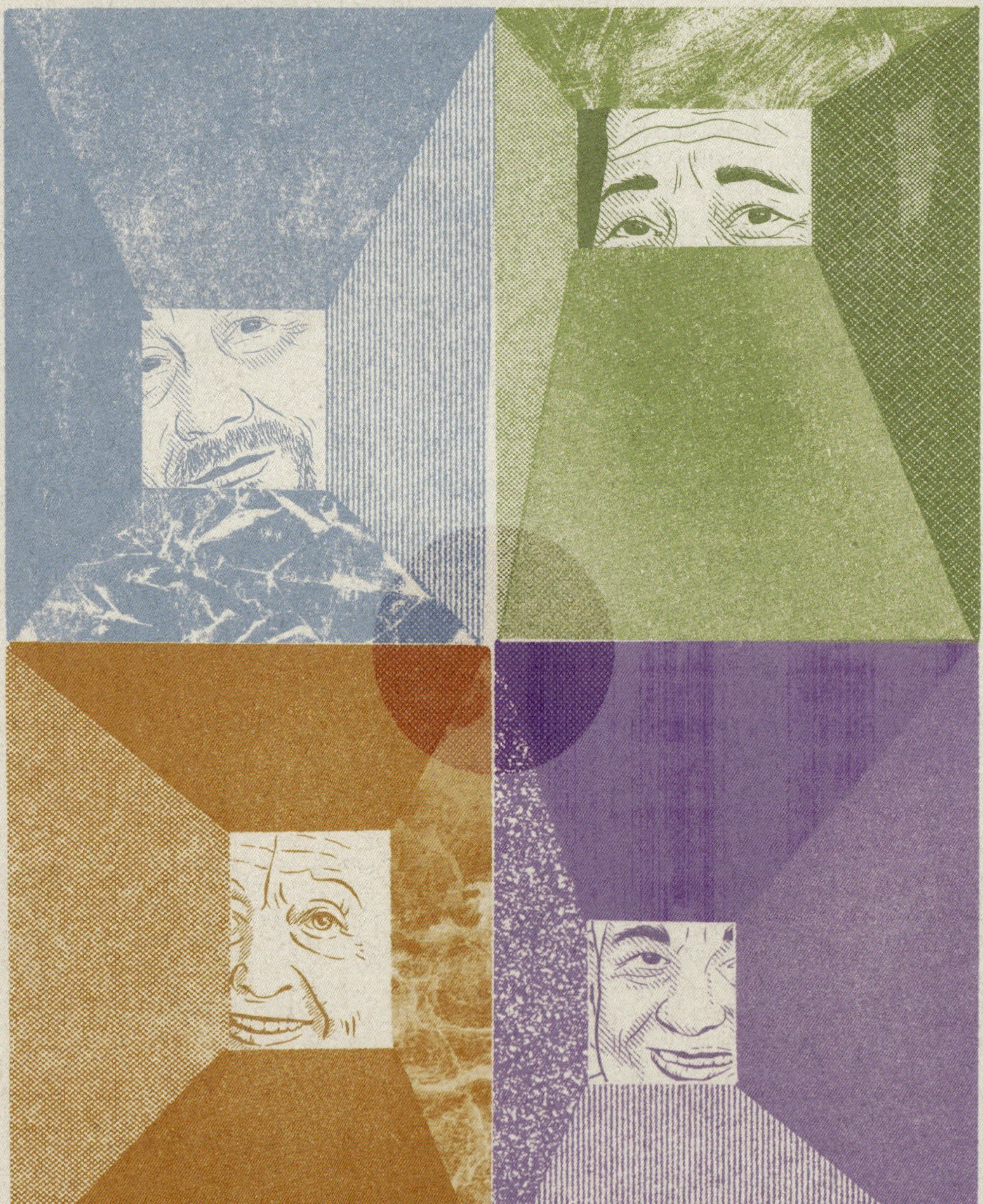

Literatur

Arend, S. (2014): Zur Geschichte der Wohnstifte in Deutschland. In: alternovum 3/2014.

Arnsberg, P (1972): Henry Budge. Der „geliebten Vaterstadt – Segen gestiftet“. Frankfurt am Main.

Bönisch, E. (2013): Henry und Emma Budge-Heim für alleinstehende alte Menschen. Online: www.juedische-pflegegeschichte.de/henry-und-emma-budge-heim-fuer-alleinstehende-alte-menschen/ (abgerufen am 12.1.2026).

Fink, S. (1930): Zur Eröffnung des Altersheims der Henry Budge-Stiftung Frankfurt/Main. In: Die Form. Zeitschrift für die gestaltende Arbeit 1/1930, S. 462–465.

Hütte, V. (2020): 100 Jahre Henry und Emma Budge-Stiftung in Frankfurt am Main 1920 – 2020. Gründung – Auflösung – Wiedereinsetzung. Frankfurt am Main.

Kramer, L. (1987): Zum sozialen Wohnungsbau im neuen Frankfurt. In: Wissenschaftliche Zeitschrift der Hochschule für Architektur und Bauwesen Weimar 33/4–6, S. 291–295.

Kramer, L. (1990): Das Altersheim der Henry und Emma Budge-Stiftung in Frankfurt am Main Intention und Realität. In: Wissenschaftliche Zeitschrift der Hochschule für Architektur und Bauwesen Weimar 36/1–3, S. 138–141.

May, E. (1928): Das soziale Moment in der neuen Baukunst. In: Das Neue Frankfurt. Internationale Monatsschrift für die Probleme kultureller Neugestaltung 5/1928, S. 77–83.

May, E. (1928): Grundlagen der Frankfurter Wohnungsbaupolitik. In: Das Neue Frankfurt. Internationale Monatsschrift für die Probleme kultureller Neugestaltung 7/8, S. 113–124.

Mohr, C./Müller, M. (1984): Funktionalität und Moderne: Das Neue Frankfurt und seine Bauten 1925–1933. Köln.

Stam, M. (1928): Das Projekt Habermann-Kramer-Moser-Stam für das neue Altersheim in Frankfurt am Main. In: Das Neue Frankfurt. Internationale Monatsschrift für die Probleme kultureller Neugestaltung 2/1928, S. 191–193.

Stam, M./Moser, W. M. (1930): Das Altersheim der Henry und Emma Budge-Stiftung in Frankfurt a. M. In: Das Neue Frankfurt. Internationale Monatsschrift für die Probleme kultureller Neugestaltung 4/1930, S. 158–176.

Yes, we care. Das Neue Frankfurt und die Frage nach dem Gemeinwohl. [Ausstellungskatalog] Hrsg. von Weber, G. und Wagner, M. Mit Beiträgen von Dume, V., Heindl, G., Schmidt, S., Scholz, J., Schütte-Lihotzky, M., Weber, G. und Yazdanpanah, M-N. Leipzig 2025.

„Das ist ja gar nicht mein Zimmer!"

Warum Gestaltung in Pflegeheimen kein Zufall ist, sondern Grundlage für Orientierung und Selbstbestimmung im voraussichtlich letzten Zuhause

„Das ist ja gar nicht mein Zimmer!" – dieser Satz einer älteren Dame im Rollstuhl, die von einer Pflegekraft direkt neben mir zu ihrem Zimmer begleitet wurde, hat mich bewegt. Die Tür stand offen, der Name passte – doch die Frau schaute in den Raum und sagte irritiert: „Hier sieht ja auch alles gleich aus." Diese kurze Szene zeigt auf berührende Weise, woran es in vielen Pflegeeinrichtungen fehlt: an Wiedererkennbarkeit, an Individualität, an Orientierung. Gestaltung ist in diesem Kontext keine Spielerei. Sie ist Voraussetzung für ein selbstbestimmtes Leben – und für ein Gefühl von Zugehörigkeit.

Räume sprechen – wir müssen nur zuhören

Für Menschen mit kognitiven Einschränkungen wie Demenz, aber auch für alle, die sich neu orientieren müssen, ist die Umwelt ein wichtiger Orientierungspunkt. Wenn Flure gleich aussehen, Türen sich nur durch Namensschilder unterscheiden und Gemeinschaftsbereiche funktional, aber austauschbar wirken, geht ein entscheidendes Stück Selbstständigkeit verloren. Die Gestaltung von Raum und Milieu ist dabei keine Frage des Budgets, sondern der Haltung: Wie viel Individualität und Wiedererkennung gestehen wir den Bewohner*innen zu?

Kontraste schaffen Klarheit

Eine markant gestaltete Wandfläche oder ein individualitätsstiftender Akzent vor dem eigenen Zimmer – kleine, gezielte Kontraste helfen, Räume lesbar zu machen. Gerade für Menschen mit nachlassender Sehkraft oder eingeschränkter Kognition sind solche Unterschiede wichtig, um sich sicher bewegen zu können. Auch ein vertrauter Gegenstand – ein alter Sessel, ein Schränkchen aus der früheren Wohnung oder ein Kronleuchter mit Geschichte – kann Orientierung stiften und emotionale Anker setzen. Die Botschaft: Hier bin ich gemeint. Hier gehöre ich hin.

Lebenswerte Räume – auch für Mitarbeitende

Ein Pflegeheim, das Orientierung bietet und eine warme Atmosphäre ausstrahlt, verbessert nicht nur das selbstbestimmte Leben der Bewohner*innen. Es wird auch zu einem besseren Ort für die Menschen, die dort arbeiten. Denn wer sich wohlfühlt, arbeitet lieber. Und wer weniger Zeit damit verbringt, Menschen zu suchen oder zu begleiten, weil diese sich gut selbst orientieren können, hat mehr Zeit für das Wesentliche: Beziehung. Ein attraktives Wohnumfeld und ein gutes Arbeitsumfeld schließen sich nicht aus – im Gegenteil. Sie entstehen aus denselben Prinzipien: Übersichtlichkeit, Wertschätzung, Funktionalität mit Charakter.

Strukturierte Workshops statt blinder Aktionismus

Wer Gestaltung ganzheitlich denkt, braucht einen guten Fahrplan. In unseren Workshops achten wir darauf, dass niemand vor einem unüberschaubaren Berg an Aufgaben steht. Im Gegenteil: Wir starten mit dem, was bereits da ist – und mit dem, was notwendig ist. Ein strukturierter Workshop klärt zunächst: Wo liegen die drängendsten Herausforderungen? Welche Mittel sind vorhanden? Welche Maßnahmen lassen sich mit dem Instandhaltungsbudget umsetzen oder ist gar eine größere Umbaumaßnahme geplant? Häufig entstehen schon in der ersten Runde kleine, praktikable Ideen: ein „Ankerpunkt" für einen Flur, eine Umgestaltung der Eingangszone, die Reaktivierung eines alten Möbelstücks. Nicht alles auf einmal – aber Schritt für Schritt.

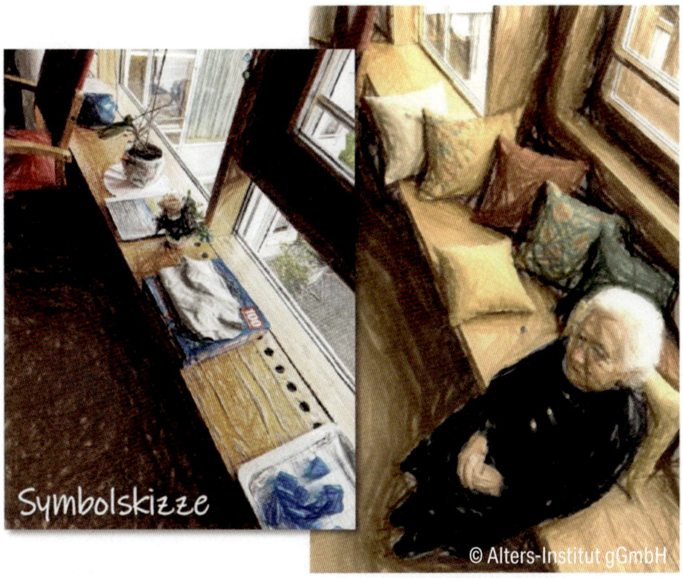

Abstellfläche oder Aufenthaltsort? „Die eine Sitzbank mehr" entscheidet manchmal darüber, ob jemand weitergeht – oder bleibt.

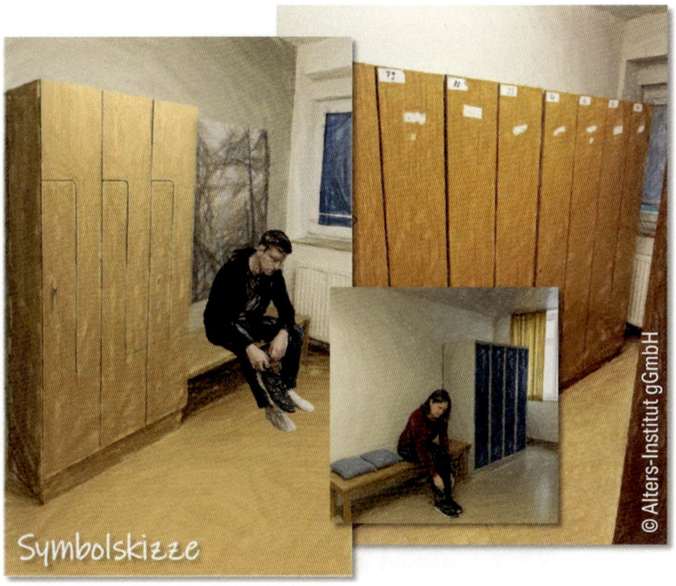

Enge akzeptieren – oder Raum neu denken? Schon ein anderes Spindsystem schafft Platz, Würde und ein angenehmeres Ankommen im Arbeitsalltag.

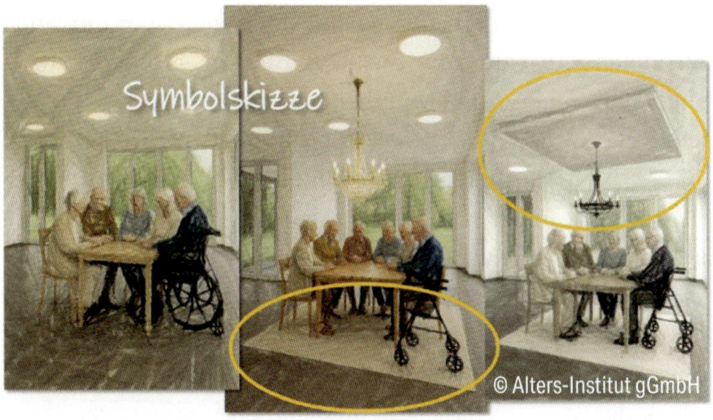

Mitreden statt mittragen. Ein paar einfache Skizzen als Gesprächsgrundlage – und plötzlich entsteht im Austausch gemeinsame Gestaltung.

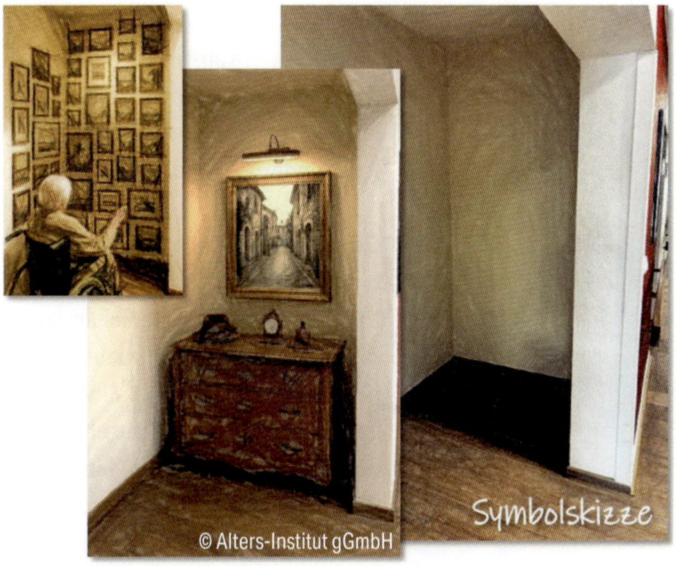

Restfläche oder Orientierungspunkt? Was übrig bleibt, kann genau der Ort sein, der Sicherheit gibt.

Gestaltung kostet nicht mehr – wenn man ohnehin gestalten muss

Instandhaltungsmaßnahmen stehen regelmäßig an: Böden werden erneuert, Wände gestrichen, Möbel ausgetauscht. Das Budget ist da – die Frage ist nur, wie es eingesetzt wird. Statt eine Wand einfach in einem Farbton zu streichen, der „mir gefällt" kann ein durchdachtes Farb- und Gestaltungskonzept Orientierung geben. Statt beliebiger Flurmöbel kann ein bewusster, ins Blickfeld geratener, Kontrastpunkt entstehen, der den Unterschied macht. Wie es das Kuratorium Deutsche Altershilfe in „Wohnen 6.0 – Auf dem Weg zur sozialen Pflegeimmobilie" treffend formuliert: „Ein lebendiges Wohnumfeld braucht nicht mehr Mittel – sondern mehr Mitdenken." Partizipation, gute Planung und ein geschulter Blick für den Alltag können aus Pflichtaufgaben sinnstiftende Projekte machen.

Beteiligung macht Räume lebendig

Gestaltung gelingt am besten, wenn viele mitdenken. Mitarbeitende aus Pflege, Hauswirtschaft und Verwaltung kennen die täglichen Wege, Gewohnheiten und Herausforderungen. Ihre Erfahrungen sind der wichtigste Rohstoff für eine gelungene Milieugestaltung. Durch Beteiligung entsteht nicht nur Akzeptanz – sondern auch Identifikation. Wer seine Ideen einbringen darf, erkennt: Ich kann hier etwas verändern. Ich

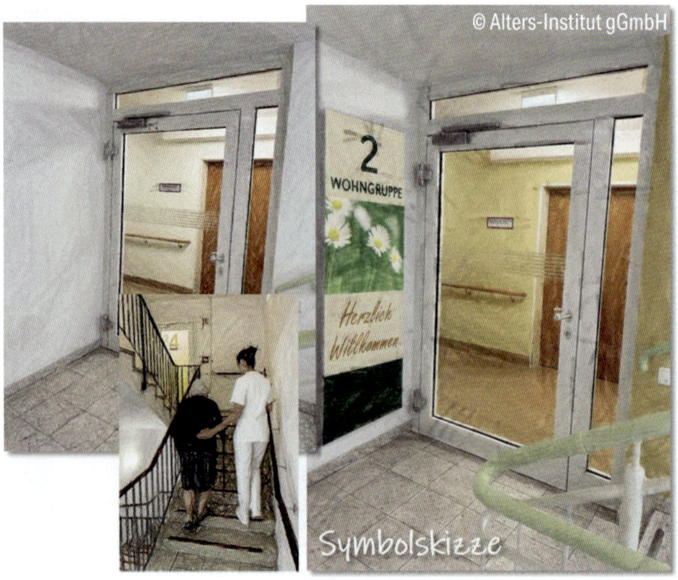

Motorisches Training ohne Orientierung? Gerade dort, wo Bewegung gefordert ist, braucht es visuelle Anker.

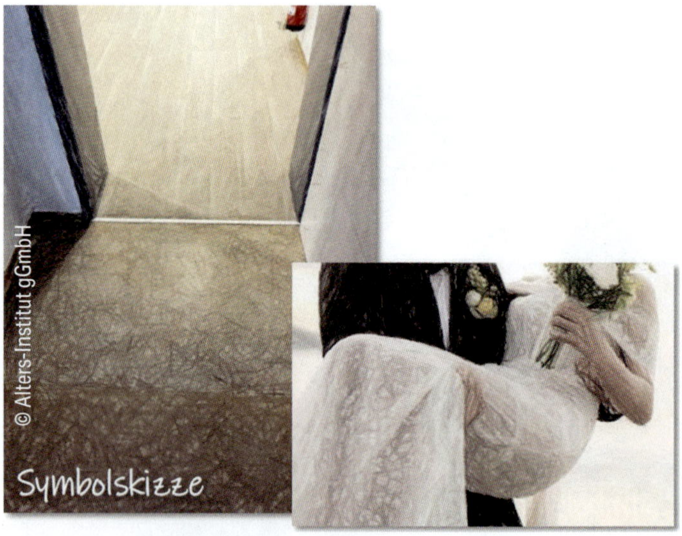

Humor als Realitätscheck. Manche Schwellen sind so hoch, dass man sie erst im gemeinsamen Lachen erkennt. Oder möchte sie wirklich über angeflickte Schwellen getragen werden?

gestalte mit. In vielen Einrichtungen zeigen sich schon während des Workshops die ersten Aha-Momente: „Ach, das könnten wir doch gleich umsetzen!“ – Und plötzlich steht da ein Stuhl, ein Blumenstrauß, ein Bild. Nicht aus dem Katalog, sondern aus dem echten Leben.

Geschmack ist nicht alles – manchmal sogar hinderlich

Ein wichtiger, oft unterschätzter Aspekt: Im „voraussichtlich letzten Zuhause“ der Bewohner*innen sollte nicht der persönliche Geschmack der gestaltenden Person entscheiden – sondern der der Bewohner*innen. Manchmal bedeutet das, den eigenen Stil zurückzustellen. Nicht jeder liebt verschnörkelte Lampen, bunte Häkeldecken oder dunkle Holzschränke – aber für einige Menschen sind genau das die Dinge, die Wärme und Vertrautheit ausstrahlen. Als Gestalter*in braucht man also nicht nur ästhetisches Gespür, sondern auch Empathie – und die Bereitschaft, Dinge schön zu finden, die man sich selbst vielleicht nicht ins Wohnzimmer stellen würde. Das Ziel ist schließlich kein Designpreis, sondern ein lebendiger Alltag mit Orientierung und Herz.

Fazit: Räume mit Haltung

Gute Gestaltung ist nie zufällig. Sie zeigt: Wir sehen den Menschen. Wir achten seine Geschichte, seine Fähigkeiten, seine Bedürfnisse. Ein Pflegeheim, das Wiedererkennbarkeit schafft und Aufenthaltsqualität bietet, ist mehr als ein Ort zum Leben – es ist ein Zuhause.

Und es ist gleichzeitig ein Ort, an dem Menschen gerne arbeiten. Denn Atmosphäre wirkt in beide Richtungen. Sie lässt Bewohner*innen aufblühen – und Mitarbeitende ankommen.

Und manchmal beginnt das genau dort, wo jemand sagt: „Das ist ja gar nicht mein Zimmer.“ Und wir antworten: „Dann sorgen wir dafür, dass Sie es erkennen, wiederfinden – und sich darin zu Hause fühlen.“

Literatur

Bartholomeyczik, S. et al. (2019): Demenzsensible Architektur. Orientierung geben, Teilhabe ermöglichen. Vincentz Network.

Kuratorium Deutsche Altershilfe (2022): Wohnen 6.0 – Auf dem Weg zur sozialen Pflegeimmobilie. Köln.

Autor

Oliver Kopetz leitet die Abteilung Raum- und Milieuvorgaben in der Alters-Institut gGmbH. Als Architekt und Sachverständiger für Barrierefreies Planen und Bauen koordiniert er u. a. Workshops in Pflegeeinrichtungen mit dem Schwerpunkt auf partizipativer Raum- und Milieugestaltung. So unterstützt er Teams dabei, mit machbaren, alltagstauglichen Mitteln eine partizipative Raum- und Milieugestaltung zu schaffen, die Orientierung gibt, Atmosphäre schafft und Identität stiftet – mit Sinn für das Machbare, mit Humor und mit großer Wertschätzung für die Menschen, die dort leben und arbeiten.
Kontakt: oliver.kopetz@alters-institut.de

Digitale Informationsangebote in der Pflege – analog vermittelt?

Begleitung bei Behördengängen, Hilfe bei der Suche nach Beratungsstellen, Bewältigung von pflegerischen Aufgaben – wenn der Unterstützungsbedarf steigt, stellen sich für Pflegebedürftige und ihre Angehörigen viele Fragen: Wo gibt es passende Unterstützungsangebote? Welche Leistungen können beantragt werden? Und wie geht man mit körperlichen Einschränkungen um? Digitale Informationsangebote können niedrigschwellige Antworten auf diese Fragen geben, werden bisher aber noch selten genutzt. Im Rahmen eines Forschungsprojekts in Kooperation mit dem Medizinischen Dienst Bayern (MD Bayern) wurde untersucht, ob digitale Informations- und Unterstützungsangebote bei Pflegebedürftigen und deren Angehörigen bekannt sind und inwieweit sie auf entsprechende Angebote zu Beginn der Pflege aufmerksam gemacht werden können.

Informationsbedarfe von Pflegebedürftigen und pflegenden Angehörigen

Zu Beginn eines alters- oder gesundheitsbedingten Unterstützungsbedarfs besteht bei den Betroffenen und ihren Angehörigen zugleich ein hoher Informationsbedarf, z. B. wo geeignete Unterstützungen zugänglich sind, welche Leistungen ihnen zustehen und wie sie mit bestimmten Erkrankungen umgehen können (Bohnet-Joschko und Bidenko 2022). Da viele Menschen es vermeiden, sich mit der Möglichkeit der eigenen Pflegebedürftigkeit im Vorfeld auseinanderzusetzen, sind Informationsdefizite und fehlende Vorsorge bei Betroffenen und ihren Angehörigen häufig anzutreffen (Sörensen 2019). Der Informationsbedarf tritt daher oft plötzlich mit Eintritt der Pflegebedürftigkeit auf. Dies kann zu Überforderungen führen: Pflegebedürftige und ihre Angehörigen stehen vor einem „Informationsdschungel" und fühlen sich teilweise alleingelassen.

Digitale Angebote mit Potenzial

Vor diesem Hintergrund werden digitalen Informations- und Unterstützungsangeboten große Potenziale zugeschrieben. Sie können niedrigschwellig, orts- und zeitunabhängig Informationen bei ersten Fragen oder Unsicherheiten bereitstellen, auf weitere Unterstützungsangebote verweisen und den Zugang zu Fachpersonen oder Beratungsstellen ebnen. Dennoch sind solche digitalen Angebote im Kontext der häuslichen Pflege kaum verbreitet (Braeske et al. 2021; Kricheldorff 2020). Eine wesentliche Herausforderung besteht daher darin, Angebot und Nachfrage so zusammenzuführen, dass die Angebote die skizzierten Potenziale entfalten können und eine Entlastung von Angehörigen und Pflegebedürftigen durch frühzeitige Informationen geschaffen wird. Die Begutachtung zur Feststellung der Pflegebedürftigkeit nach § 15 SGB XI durch den MD bietet hier die Möglichkeit, Pflegebedürftigen und ihren Angehörigen in einem relativ frühen Stadium eines Unterstützungsbedarfs durch ein aufsuchendes Angebot Informationen zur Verfügung zu stellen und ihnen damit Orientierung zu geben.

Forschungsprojekt: Zielsetzung und Durchführung

Vor dem Hintergrund des erhöhten Informationsbedarfs zu Beginn der Pflegebedürftigkeit wurde im Rahmen eines Forschungsprojekts am Bayerischen Zentrum Pflege Digital der Hochschule Kempten ein Informationsflyer erstellt, der eine Auswahl digitaler Angebote – darunter drei Websites und drei Apps – mit pflegerelevanten Informationen bereitstellt. Die Auswahl der Angebote orientierte sich an der Checkliste zur Auswahl geeigneter Apps des Aktionsbündnisses Patientensicherheit sowie an den Qualitätsmerkmalen guter Gesundheitsinformationen des Instituts für Qualität und Wirtschaftlichkeit im Gesundheitswesen (IQWiG). Besonderer Wert wurde auf Vielfältigkeit gelegt, sowohl hinsichtlich des Herausgebers als auch der inhaltlichen und gestalterischen Aufbereitung, um den unterschiedlichen Bedürfnissen der Zielgruppe gerecht zu werden. Dieser Informationsflyer wurde zusammen mit dem regulären Terminankündigungsschreiben für die Begutachtung zur Feststellung der Pflegebedürftigkeit zwischen Juni und September 2024 durch den MD Bayern an 60.000 gesetzlich Versicherte in Bayern postalisch versandt, die in diesem Zeitraum einen Erstantrag auf einen Pflegegrad gestellt haben. Inwiefern der Informationsflyer von den Pflegebedürftigen oder ihren Angehörigen wahrgenommen wurde und inwieweit die bereitgestellten digitalen Angebote zur Deckung des Informationsbedarfs genutzt wurden, wurde aus zwei Perspektiven untersucht:

- Quantitative Befragung: Pflegebedürftige oder ihnen nahestehende Personen beantworteten in einer schriftlichen Befragung u. a. Fragen zur Pflegesituation und Informationssuche. Der Fragebogen wurde beim Hausbesuch der Pflegebegutachtung übergeben. Insgesamt nahmen 2.886 Personen an der Befragung teil, davon in ca. 40 Prozent der Fälle die Antragstellenden selbst und in ca. 60 Prozent Angehörige, bekannte oder befreundete Personen der pflegebedürftigen Person.
- Qualitative Befragung: In vier Fokusgruppen mit insgesamt 29 Gutachtenden des MD Bayern wurde diskutiert, wie Pflegebedürftige und Angehörige digitale Informationsangebote wahrnehmen und nutzen.

Digitale Informationsangebote werden nur wenig genutzt

Die Ergebnisse des Forschungsprojekts zeigen, dass digitale Informationsangebote im Kontext der häuslichen Pflege insbesondere von Pflegebedürftigen bislang wenig genutzt werden. Obwohl knapp 85 Prozent der Befragten angeben, über ein Endgerät (Smartphone, Tablet, Laptop etc.) zu verfügen, scheint die Informationssuche zu pflegerelevanten Themen nur bei einem Teil dieser Gruppe online zu erfolgen. Während 42 Prozent der Pflegebedürftigen angeben, Websites zum Thema Pflege zu kennen, haben lediglich 17 Prozent eine solche Website genutzt. Dies deckt sich mit dem Eindruck der MD-Gutachtenden, denen zufolge die Gruppe der Pflegebedürftigen zwar zunehmend über ein Smartphone verfügt, dieses aber bislang nur selten zur Informationsbeschaffung im Pflegekontext nutzt. Eine analoge *„allgemeine Informationsbeschaffung [...] über Nachbarschaft oder Kirche“* (siehe Auswertung) ist ihrer Wahrnehmung zur Folge stärker verbreitet. Pflegende Angehörige scheinen dagegen etwas häufiger auf digitale Angebote zurückzugreifen. In der Befragung geben knapp zwei Drittel (64 Prozent) von ihnen an, Websites zu kennen und gut ein Drittel sucht im Internet auch nach pflegerelevanten Informationen. Insbesondere Eltern pflegebedürftiger Kinder nutzen – der Wahrnehmung der Gutachtenden zur Folge – das Internet, um sich zu informieren und sich mit anderen Eltern auszutauschen, die in ihrem Alltag vor ähnlichen Herausforderungen stehen.

Webseiten sind weiterverbreitet als Apps

Bei denjenigen, die digitale Informationsangebote im Pflegekontext nutzen, scheinen Websites im Vergleich zu Apps häufiger genutzt zu werden, wie die Befragung zeigt. Von den Befragten kennen zwar 43 Prozent eine pflegebezogene App, aber nur 13 Prozent haben eine solche bereits genutzt. Diesen Trend beobachten auch die Gutachtenden des MD Bayern. Insbesondere Angehörige nutzen häufig den sogenannten „Online-Pflegegradrechner“, mit dem sie vorab eine Einschätzung erhalten, welcher Pflegegrad ihnen zuerkannt werden könnte. Eine Teilnehmerin der Fokusgruppe berichtet: *„Was mir immer begegnet, sind irgendwelche selbst ausgedruckten Pflegegradrechner, wo die Angehörigen auf die entsprechenden Homepages zugreifen“* (siehe Auswertung). Als mögliche Gründe für die geringere Nutzung von Apps wurden in den Fokusgruppen der aufwendige Registrierungsprozess sowie die fehlende Sichtbarkeit der Pflege-Apps genannt. Die Pflege-Apps sind häufig schwer auf Vertriebsplattformen zu finden. Dies konnte auch durch eine systematische Analyse von Angeboten aus App-Stores nachgewiesen werden (Schäfer et al. 2024). Es ist daher anzunehmen, dass bei den potenziellen Nutzer*innen mangelnde Kenntnisse bezüglich der bestehenden Angebote oder Unsicherheiten hinsichtlich deren Qualität bestehen.

Analoge Informationsflyer sind ein geeignetes Medium

Pflegebedürftige und ihre Angehörigen mit einem gedruckten Flyer über digitale Informa-

PFLEGE DIGITAL BAYERISCHES ZENTRUM | Hochschule Kempten University of Applied Sciences

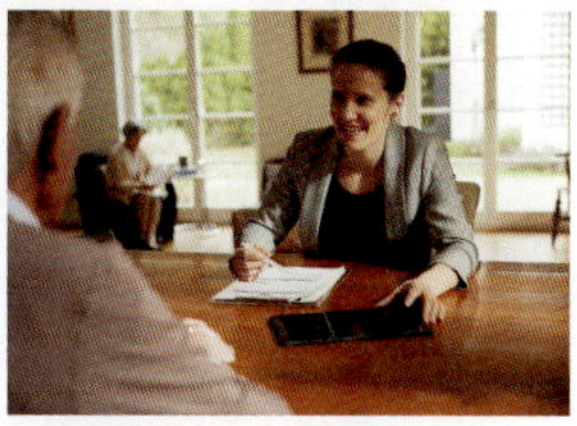

Informations- und Unterstützungsangebote

für Ihre Pflege zu Hause

Herausforderung:
Informationen und Unterstützungsangebote finden

Vor allem zu Beginn einer Pflegesituation bestehen viele Fragen und ein hoher Informationsbedarf bei Pflegebedürftigen und ihren Angehörigen. Im Internet finden sich zahlreiche Webseiten und Apps, die darauf abzielen, Pflegebedürftige und pflegende Angehörige zu informieren und zu unterstützen (z. B. bei der Organisation der Pflege oder beim Beantragen von Leistungen).

Da es oft schwierig ist, vertrauenswürdige Angebote im Internet zu finden, bietet Ihnen diese Broschüre des Bayerischen Zentrums Pflege Digital (BZPD) eine Auswahl an Webseiten und Apps mit Informations- und Unterstützungsangeboten. Alle Angebote sind für Sie kostenfrei zugänglich und entsprechen der Datenschutzgrundverordnung (DSGVO).

Apps zur Organisation der Pflege zu Hause

Im Folgenden werden zwei Apps vorgestellt, die zur Unterstützung und Organisation der Pflege zu Hause eingesetzt werden können. Die Apps können im Google Play Store oder Apple App Store heruntergeladen werden und verfügen über folgende Angebote:

- Informationen zur sozialen Pflegeversicherung und Feststellung des Pflegegrades (z. B. Ablauf, Leistungsanspruch, Hilfsmittel)
- Informationen zu pflegerelevanten Themen und Erkrankungen (z. B. Demenz, finanzielle und rechtliche Aspekte, Wohnformen)
- Suche von Unterstützungsangeboten (z. B. Pflegekurse)

Wenn Sie die QR-Codes scannen, gelangen Sie zur jeweiligen Webseite.

TK-PflegeKompakt App

Herausgeber: Techniker Krankenkasse

Funktionen:
- Schritt-für-Schritt-Anleitung zur Antragstellung
- TK-PflegeCoach (digitaler Kurs zur häuslichen Pflege)
- Angebote zur seelischen Unterstützung von Angehörigen

Nutzung: Auch Nicht-Versicherte der Techniker Krankenkasse können die App kostenlos nutzen.

Zugang: Google Play Store, Apple App Store

Webseite: https://www.tk.de

Nui - Die PflegeleichtAPP

nui

Herausgeber: NUI Care GmbH

Funktionen:
- Pflegeplaner: Organisation und Koordination der Pflege (z. B. Kalender mit Angehörigen teilen, Checklisten, Vorlagen)
- Digitales Beantragen von Leistungen
- Chat mit Expert*innen und Austausch mit Angehörigen

Nutzung: Geben Sie den **Freischaltcode** „MD2334" bei der Registrierung ein, um die App bis zum 30.09.2024 kostenlos zu nutzen.

Zugang: Google Play Store, Apple App Store

Webseite: https://nui.care/

Bitte wenden

Quelle: Hochschule Kempten, Bayerisches Zentrum Pflege Digital

tionsangebote in Kenntnis zu setzen und ihnen damit frühzeitig Informationen zu pflegerelevanten Aspekten zur Verfügung zu stellen, erscheint vor dem Hintergrund der Studienergebnisse gewinnbringend. Im Rahmen der Fokusgruppen äußert sich hierzu eine Gutachtende wie folgt: *„Ich würde in dem Kontext jetzt sagen, dass ich grundsätzlich einen Flyer bei der Zielgruppe ziemlich gut finde"* (siehe Auswertung). Die Ergebnisse aus der quantitativen Befragung unterstreichen die Einschätzung der Gutachtenden: Hier gaben 93 Prozent der Studienteilnehmenden an, den Informationsflyer erhalten zu haben. Wahrgenommen und angesehen wurde er von 87 Prozent der Pflegebedürftigen und Angehörigen. Insbesondere der Zugangsweg über die

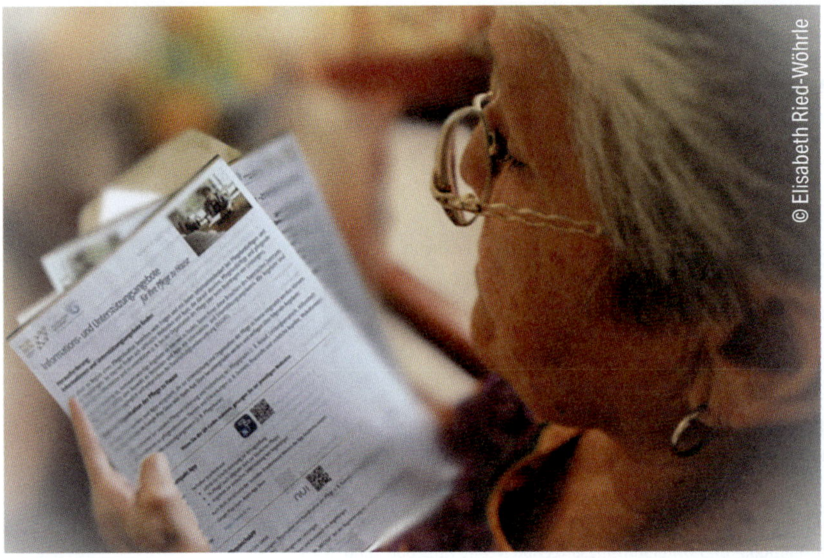

Informationsflyer

Pflegebegutachtung birgt im Kontext der frühzeitigen Informationsvermittlung große Potenziale, da eine große Zahl von Pflegebedürftigen und pflegenden Angehörigen darüber erreicht werden kann. Da die häusliche Pflege häufig im Verborgenen stattfindet und gesellschaftlich wenig Beachtung findet, sind die Betroffenen selten für entsprechende Informations- und Unterstützungsangebote sensibilisiert. Umso wichtiger ist es, bestehende Prozesse gezielt zu nutzen und Synergieeffekte zu schaffen, um den Informationsbedarf dieser Zielgruppe effektiv zu decken.

Herausforderungen und Handlungsempfehlungen

Die Studie zeigt, dass digitale Informationsangebote in der informellen Pflege trotz vorhandener Geräte kaum genutzt werden – insbesondere pflegebezogene Apps. Gleichzeitig erweist sich der analoge Flyer im Rahmen der Pflegebegutachtung als wirksamer Zugangsweg, der die Zielgruppe breit und sichtbar erreicht. Die geringe Nutzung digitaler Angebote ist dabei nicht nur auf fehlende Bekanntheit, sondern auch auf geringe digitale Kompetenzen und eine mangelnde Passung zu den Bedürfnissen der Betroffenen zurückzuführen. Damit entsprechende Angebote bei der Zielgruppe nicht nur bekannt sind, sondern auch genutzt werden, muss sich die jeweilige Zielgruppe einen Erfolg von den Angeboten versprechen bzw. einen Vorteil in der Nutzung sehen. Im Rahmen der Studie wurde deutlich, dass insbesondere Angehörige aber auch Pflegebedürftige zwar über internetfähige Geräte verfügen, diese aber vergleichsweise selten im Pflegekontext nutzen. Dies könnte mit einer mangelnden Passung der Angebote zu den Bedürfnissen der Zielgruppe zusammenhängen oder auch auf technische Barrieren zurückzuführen sein. Hier kann aus verschiedenen Perspektiven angesetzt werden: technische Barrieren (weiter) abbauen und die Nutzung erleichtern sowie die Kompetenzen der Zielgruppe verbessern.

Zugangsweg mit Grenzen

Trotz des hohen Bekanntheitsgrades des Flyers bei der Zielgruppe hat auch dieser Zugangsweg Grenzen. So bleibt fraglich, ob der Erstantrag auf einen Pflegegrad tatsächlich ein frühes Stadium der Pflegebedürftigkeit widerspiegelt – oder ob dieser Schritt häufig erst dann erfolgt, wenn der Unterstützungsbedarf bereits stark angestiegen ist und insbesondere Angehörige eine zunehmende Belastung erfahren. Zudem setzt die Antragstellung selbst grundlegendes Wissen über Leistungsansprüche voraus, was wiederum Hinweise liefert, dass entsprechende Informationen die Zielgruppe noch früher erreichen sollten. Angesichts der vielfältigen und oft unvorhersehbaren Wege in die Pflegebedürftigkeit erscheint es jedoch kaum möglich, einen allgemeingültigen, optimalen Zeitpunkt für Information und Antragstellung zu bestimmen. Vielmehr bedarf es unterschiedlicher Strategien, u. a. Peer-to-Peer-Formate und ehrenamtliche Angebote (Jokisch et al. 2022), um Pflegebedürftige und Angehörige über digitale Angebote zu informieren und durch Öffentlichkeitskampagnen auch präventiv zu sensibilisieren.

Ausführliche Informationen zum Forschungsprojekt und weitere Publikationen sind hier zu finden: www.hs-kempten.de/bzpd-bayerisches-zentrum-pflege-digital/projekte/digitale-informations-und-unterstuetzungsangebote

Autorinnen und Autoren

Annika Hudelmayer (M. A.), **Marie-Christin Redlich (M. A.)**, **Dr. Johanna Schütz**, **Dr. Florian Fischer**, **Prof. Dr. Mario R. Jokisch** sind am Bayerischen Zentrum Pflege Digital (BZPD) der Hochschule für angewandte Wissenschaften Kempten beschäftigt.

Kontakt: annika.hudelmayer@hs-kempten.de

Literatur

Bohnet-Joschko, S./Bidenko, K. (2022): Hochbelastete Gruppen pflegender Angehöriger – Ergebnisse einer Clusteranalyse. In: Gesundheitswesen 84/6, S. 510–516.

Braeske, G. et al. (2021): Status quo der Senioren- und Pflegeplanung und Handlungsempfehlungen für Kommunen. In: Jacobs, K. et al. (Hrsg.): Pflege-Report 2021. Springer, Berlin, Heidelberg, S. 195–208.

Jokisch, M. R. et al. (2022): Digitales Ehrenamt im Alter: Ein Schulungskonzept für ältere Begleitende im Rahmen des Projekts „KommmiT". In: Schramek, R. et al. (Hrsg.): Diversität der Altersbildung. Geragogische Handlungsfelder, Konzepte und Settings. Kohlhammer, Stuttgart, S. 201–212.

Kricheldorff, C. (2020): Die Rolle von digitalen Technologien zur Unterstützung von Angehörigen pflegebedürftiger älterer Menschen. Expertise zum Achten Altersbericht der Bundesregierung. Hrsg. v. Hagen, C. et al., Deutsches Zentrum für Altersfragen. Berlin. Online: www.achter-altersbericht.de/fileadmin/altersbericht/pdf/Expertisen/Expertise-Kricheldorff.pdf (abgerufen am 15.10.2025).

Schäfer, F. et al. (2024): Deutschsprachige Apps für pflegende Angehörige: Übersicht, Klassifizierung und Prüfsiegel marktreifer Angebote. Systematisches Review. Hrsg. v. Bayerisches Zentrum Pflege Digital (BZPD) (BZPD Working Paper, 08 2024). Online: https://opus4.kobv.de/opus4-hs-kempten/frontdoor/deliver/index/docId/2366/file/Apps_informelle_Pflege.pdf (abgerufen am 15.10.2025).

Sörensen, S. (2019): Preparation for Future Care: The Role of Family Caregivers. In: Gu, D./Dupre, M. E. (Hrsg.): Encyclopedia of Gerontology and Population Aging. Springer, Cham, S. 3934–3940.

Ein Index der Generationenbeziehungen

Altersbilder und Altersdiskriminierung im Generationengefüge

In allen Gesellschaften zu allen Zeiten gab es ein Ringen zwischen Inklusion und Exklusion. Das Gute wie das Böse gehören als Teil der Conditio humana zur menschlichen Natur. Immer ging und geht es um die Frage, was dominiert: die Orientierung im Denken und Tun an der Idee der personalen Würde oder eine Praxis der Demütigung? Dimensionen der Praxis der Demütigung sind Bevormundung, Kränkung und Exklusion. Aus der Würde des Art. 1 GG leitet sich die Idee der selbständigen Selbstbestimmung in Form der Teilhabe ab. Dies ist Teil des sozialen Rechtsstaats (vgl. Art. 20 GG), der die Freiheit der Zivilgesellschaft im Lichte sozialer Gerechtigkeit (vgl. § 1 SGB I) zu ordnen hat. Art. 2 GG verweist uns jedoch zugleich auf die sittliche Ordnung der gemeinsamen – nicht egoistischen, sondern sozialen – Freiheit des sozialen Miteinanders auf der Grundlage der gegenseitigen respektvollen Achtung der Anerkennung des Mitmenschen. Das ist die Idee der inkludierenden Freiheit „Aller" in der Toleranz der Vielfalt der Lebensformen.

Diskriminierendes Verhalten auf Kosten Dritter

Es gibt aber eine Grenze der Toleranz, die dann wirksam wird, wenn diskriminierendes Verhalten auf Kosten Dritter als eigene destruktiv-narzisstische und besitzrechtsindividualistische Freiheit ausgelegt wird, obwohl die Würde des Mitmenschen verletzt wird. Die personale Würde ist der Anker eines eidgenössischen Bundes der Zivilgesellschaft, damit der soziale Rechtsstaat funktionsfähig ist. So ist es auch gedacht im Grundrechtsdenken des UN-Völkerrechts (in den GRKen), in der Allgemeinen Erklärung der Menschenrechte (AEMR), im UN-Sozialpakt, in der Grundrechte-Charta der EU (GRC) etc. Das System der Sozialgesetzgebung (SGB) schließt sich hier ebenso an wie die Wohn- und Teilhabegesetze (WTB) der Bundesländer, sodann auch die Antidiskriminierungsgesetzgebung (AGG) des Bundes sowie die Umsetzungen der Länder. Es ist immer derselbe „Geist der Gesetze".

(Soziale) Ungleichheit und Differenzierung

Doch wie sieht die soziale Wirklichkeit aus? Zunächst ist zu bedenken: Jede soziale Ungleichheit ist eine Differenzierung. Aber nicht jede Differenzierung ist auch eine diskriminierende soziale Ungleichheit. Wir sind alle anders im Sinne einer bunten Vielfalt. Die jeweilige Individualität eines konkreten Menschen gehört ja zu seiner Würde als einzigartiges, aber immer auch vulnerables (seelisch, geistig und körperlich verletzbares) Wesen. Es gibt im Sinne gesellschaftlich (kulturell, wirtschaftlich, politisch, rechtlich, religiös etc.) erzeugter Formen des Anders-Seins viele Formen der Diskriminierungen, die im Lichte der Idee der Würde und der Werte der Französischen Revolution als Grundlegung der Moderne (Freiheit, Gleichheit, Solidarität) zu problematisieren sind. Problematisierungsbedürftige Formen der Unterschiede sind Formen der Prekarität, der Marginalität, der Exklusion. Erzeugt werden dergestalt Outsider der Peripherie der Gesellschaft. Auch die Ordnung von Herr und Knecht, von Herrenmenschen und Untermenschen ist uns nicht unbekannt.

Altersbilder und Altersdiskriminierung

Altersdiskriminierung ist eine Form der Würde-Verletzung. Hierbei mögen negative Altersbilder das diskriminierende (bis hin zum ausgrenzenden) Verhalten im Sinne sozialer Praktiken leiten. Es sind eben unsere mentalen Modelle, unsere inneren Skripte als Drehbücher unserer Verhaltensmuster, unsere Wahrnehmungsschemata, unsere inneren seelischen Arbeitsapparate im Sinne der Psychodynamik (Offenheit/Verschlossenheit, Nähe/Distanz, Angst/Vertrauen etc.), die uns disponieren. Eine staatliche Politik der Gestaltung einer möglichst diskriminierungsfreien Gesellschaft des gelingenden Miteinanders – also eines „guten Lebens" – bedient sich des Rechts. Aber es ist zugleich primär Aufgabe der Zivilgesellschaft, die humangerechte Kultur des Miteinanders zu generieren. Prosoziale Empathie, Respekt, Achtung und wertschätzende Anerkennung können staatlich nicht durch Verordnung authentisch, nachhaltig und effektiv zwingend erzeugt werden.

Aufwachsen, digitalisierte Massenmedienwelt und Sozialcharakterbildung

Die liberale Demokratie ist nicht einfach eine Regierungsform, es ist eine Lebensform. Sie lebt von der zivilgesellschaftlichen deliberativen Öffentlichkeit mit ihrer Kultur der Diskurse und Diskussionen. Die Sozialcharakterbildung entsteht im Aufwachsen unserer Kinder in Familien bzw. primären Vergemeinschaftungsformen, aber auch in anderen sozialen Sphären (in Netzwerken, Settings, Handlungsfeldern) und ist geprägt durch die digitalisierte Massenmedienwelt. Ein gesinnungsethischer Hypermoralismus hilft nicht. Aus der Aufmerksamkeit und Achtsamkeit einer besonnenen Gelassenheit heraus wird man – im Sinne eines systemischen Denkens des gemeinsamen sozialen Lernens – verantwortungsvoll eine soziale Verständigungspraxis (etwa im Generationengefüge) betreiben müssen. Die berechtigte Empörung kippt als Wut leicht in Hass und letztendlich in Gewalt um. Doch in einem sozialen Rechtsstaat hat der Staat das Monopol auf legitime physische Gewalt. Die Mitglieder der Zivilgesellschaft haben die Pflicht zur Kritik der sozialen Verhältnisse, aber eben auch die Pflicht zur Selbstregulierung der eigenen Affekte (z. B. der Aggression).

Einerseits Potenzial – andererseits Grenzen, Belastungen und Herausforderungen

Einen „Krieg" in der Zivilgesellschaft zu führen hilft z. B. nicht, wenn die negativen Altersbilder, psychoanalytisch betrachtet, aus der Angst vor dem eigenen Alter(n) erwachsen, letztlich aus der erlernten Unfähigkeit, die eigene Endlichkeit zu akzeptieren. Den Ekel vor dem Alter – wirksam wie ein Dämonenabwehrzauber – kann man nicht verbieten, man kann an ihm wegen seiner psychodynamischen Verankerung nur lernend arbeiten. Es wäre z. B. eine – wenngleich dialogische – Selbstsorgearbeit angesichts wirksamer kultureller Codes der Hässlichkeit des Alters: Wie erlernt man die Schönheit des – alles andere als einfachen – Alter(n)s zwischen seinem kreativen, produktiven, generativen Potenzial einerseits und seinen Grenzen, Belastungen, Herausforderungen, Entwicklungsaufgaben, tragischen Gesichtern andererseits?

Zwischen Jugendwahn und Gerontokratie

Zwischen Jugendwahn auf der einen Seite und einer Gerontokratie auf der anderen Seite muss es einen dialogischen Raum der gelingenden Generationenbeziehungen geben. Er wird nicht konfliktfrei sein: Mit der bewältigten Aufgaben wächst im Sinne der lebenslangen Ontogenese die menschliche Person, entwickelt sich die Kohäsion in den sozialen Beziehungen (ein Miteinander statt eines ignoranten Nebeneinanders des Zynismus oder des destruktiven Gegeneinanders einer Politik von Feind versus Freund), entstehen individuelle Kohärenzgefühle (Verstehbarkeit, Sinnhaftigkeit und Handhabbarkeit der Welt), entwickeln sich Resonanzerfahrungen in der politischen Kultur etc.

Werden der Gesellschaft und die Idee der sozialen Inklusion

Das ist das Werden einer Gesellschaft im Lichte der Idee der sozialen Inklusion als ein Wachstum in Ringen oder konzentrischen Kreisen. Nicht immer nur die Anderen, wir alle gemeinsam müssen unser Leben ändern. Dies bedeutet, ein anderes Weltverhältnis als Subjekte zu entwickeln. Wir benötigen weniger selbstreferenzielle Ego-Zentriertheit. Wir benötigen mehr „Responsität" gegenüber dem Anderen als Mitmensch. Vom Mitmenschen her müssen wir uns als in der Kindheit erlerntes Spiegel-Ich verstehen lernen, denn wir sind – reziprok – selbst immer der Andere als ein Mitmensch.

Zukünftige Generationen, Klimapolitik und (Alters-)Diskriminierung

Gemeint sind hierbei immer auch die zukünftigen Generationen, die da kommen werden, aber noch nicht da sind, um sich einzumischen. Hier müssen wir einer advokatorischen Ethik – mitunter gegen unsere eigenen Gegenwartsinteressen – folgen. Auch die Natur als das Andere wird man so verstehen müssen, „als ob“ die Natur ein eigenes Rechtssubjekt ist. Es entwickelt sich im Völkerrecht nicht nur ein Menschenrecht auf Klimapolitik. Es gibt ein Eigenrecht der Natur. Es speist sich aus der „Ehrfurcht vor dem Leben“. Denn, das ist zu bedenken, wir sind selbst Naturwesen, wenngleich „Naturwesen mit Geist“. Nicht nur Altersdiskriminierung, auch Klassismus, Sexismus, Rassismus (und die Komplexitäten intersektioneller Gewebestrukturen dieser Formen) werfen die Frage auf, welches „Pneuma“ unsere seelischen Arbeitsapparate beherrscht. Daran müssen wir im Sinne einer pneumatischen Sorgepraxis arbeiten. Auch die Klimakrise ist folglich angesichts der Vulnerabilität des hohen Alters altersdiskriminierend und wird zur Aufgaben einer kommunalen Daseinsvorsorge für den Sozialraum des sozialen Miteinanders des Alters.

Literatur

Thimm, P./Thomas, M./Schulz-Nieswandt, F. (2026): Die kritische Vermessung der Innovativität von sozialen Innovationen. Index-Nutzungen im sozialen Lernen und im kreativen Handeln zwischen Theorie der fundierten Entwicklung und Praxis in sozialen Handlungsfeldern kommunaler Daseinsvorsorge. In: Zeitschrift für Gemeinwirtschaft und Gemeinwohl 49/1.

Autorinnen und Autoren

Prof. (em.) Dr. Frank Schulz-Nieswandt, Universität zu Köln.
Kontakt: schulz-nieswandt@wiso.uni-koeln.de

Dr. Philipp Thimm und **Manuela Thomas,** Soziales Netzwerk Lausitz gGmbH (SNL).
Kontakt: www.soziales-netzwerk-lausitz.de

Ein neues Zuhause in Gemeinschaft und Natur

Im Interview mit Petra Zugmann

Zur Person

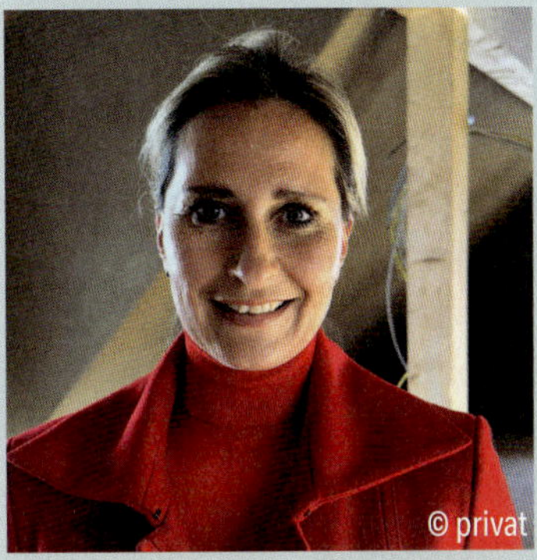

Petra Zugmann ist Initiatorin und Geschäftsführerin von Hilde's Heim an der Lahn in Leun-Biskirchen. Sie entwickelt gemeinschaftsorientierte Wohnformen für ältere Menschen und verbindet dabei natürliche Baustoffe, dörfliche Strukturen und moderne Unterstützungsangebote. Ihr Schwerpunkt liegt auf Wohnmodellen, die Selbstständigkeit ermöglichen und soziale Teilhabe im Alltag sichern.

Kontakt und Information: www.hildes-heim-biskirchen.de

Liebe Frau Zugmann, Sie sind Initiatorin und Geschäftsführerin von Hilde's Heim an der Lahn in Leun-Biskirchen. Wie kam es dazu?

Wenn ich mich mit guten Wohnformen für ältere Menschen beschäftige, begegnen mir immer wieder dieselben Bedürfnisse: Sicherheit, Selbstständigkeit, soziale Einbindung und ein Alltag, der sich sinnvoll anfühlt. Gleichzeitig nehme ich wahr, dass viele klassische Angebote diese Mischung nicht mehr vollständig abbilden. Zwischen der Anonymität großer Einrichtungen und der Einsamkeit im eigenen Zuhause gibt es eine Lücke. Genau in dieser Lücke möchte ich mit „Hilde's Heim an der Lahn" in Leun-Biskirchen ansetzen. Unser Projekt verfolgt das Ziel, älteren Menschen ein Wohnumfeld zu bieten, das Verlässlichkeit und Unterstützung ermöglicht, ohne Autonomie einzuschränken. Es soll ein Ort sein, der Gemeinschaft fördert, ohne sie zu erzwingen, der Nähe zulässt, ohne abzuschotten, und der Naturerleben in den Alltag integriert.

Was war Ihnen beim Projekt Hilde's Heim besonders wichtig?

Der Standort war für mich von Beginn an entscheidend. Das ehemalige landwirtschaftliche Anwesen im Herzen von Biskirchen liegt im Lahntal, eingebettet in ein Dorfleben, das noch durch nachbarschaftliche Strukturen geprägt ist. Für mich ist dieser Ort jedoch weit mehr als ein geeigneter Standort: Es ist mein Elternhaus, in dem meine Mutter Hilde – die Namensgeberin von „Hilde's Heim" – mein verstorbener Vater und auch ich selbst viele Jahre gelebt haben. Dieses Haus hat unsere Familie geprägt, und die Erfahrungen, die ich dort gemacht habe, beeinflussen bis heute mein Verständnis von Zusammenhalt, Verantwortung und respektvollem Miteinander. Genau diese Werte fließen in das Konzept von Hilde's Heim ein. Die vertraute Umgebung, die Überschaubarkeit des Dorfs und die natürliche Einbettung wirken stabilisierend, erleichtern Orientierung und unterstützen eine aktive Tagesgestaltung. Gerade weil dieses Gebäude eine persönliche Geschichte trägt, war es mir wichtig, das Ensemble mit großer Sorgfalt umzubauen und gleichzeitig den Charakter des Ortes zu bewahren. Wir planen die Eröffnung im Frühjahr 2026 und sind überzeugt, dass kleinere, dörfliche Wohnmodelle künftig weiter an Bedeutung gewinnen werden.

Wie genau können wir uns das Konzept vorstellen?

Ein zentraler Bestandteil unseres Konzepts ist der Einsatz natürlicher Baustoffe. Wir arbeiten mit Holz, Lehm, Kalk und Hanf. Diese Materialien sorgen für ein ausgeglichenes Raumklima, unterstützen eine gesunde Wohnatmosphäre und sind ökologisch sinnvoll. Wohnpsychologisch betrachtet vermitteln sie Geborgenheit, Orientierung und eine Form der „haptischen Ehrlichkeit", die viele ältere Menschen positiv erleben. Ich habe in zahlreichen Gesprächen beobachtet, wie sehr Menschen auf Materialien reagieren, die warm wirken und Ruhe ausstrahlen. Solche Faktoren werden in der Diskussion über Wohnformen im Alter oft unterschätzt, obwohl sie unmittelbaren Einfluss auf Wohlbefinden und Alltagskompetenz haben.

Ebenso wichtig wie die bauliche Gestaltung ist der soziale Rahmen. Ältere Menschen wollen ihr Leben gestalten, brauchen aber oftmals klare Strukturen, die Sicherheit und Orientierung bieten. In Hilde's Heim schaffen wir eine Alltagskultur, die zugleich selbstbestimmt und begleitet ist. Die Bewohnerinnen und Bewohner können ihre Tage selbst organisieren, finden aber bei Bedarf Unterstützung durch ein kleines, zugewandtes Team. Diese Mitarbeiterinnen und Mitarbeiter übernehmen alltagspraktische Aufgaben, achten auf gesundheitliche Veränderungen und stärken die soziale Einbindung. Entscheidend ist eine Haltung, die nicht bevormundet, sondern ermutigt. Ich bin überzeugt, dass die Qualität der Beziehung zwischen Mitarbeiterinnen und Mitarbeitern sowie Bewohnerinnen und Bewohnen ein wesentlicher Faktor für gelingendes Wohnen ist.

Und wie können soziale Einbindung und Teilhabe dabei gestärkt werden?

Um soziale Teilhabe zu fördern, schaffen wir bewusst Räume der Begegnung – gemeinschaftliche Wohn- und Essbereiche, Plätze für Austausch, Aktivität und Ruhe. Unser großer Garten spielt dabei eine zentrale Rolle. Naturerleben hat einen nachweislich positiven Einfluss auf Stimmung, Aktivität und Orientierung. Hochbeete, Obstbäume, Sitzplätze und ein kleiner Hühnerstall bieten Anlässe für Bewegung, Gespräche und alltägliche Aufgaben. Ergänzend dazu wird es auf dem Gelände auch Schafe geben. Sie bringen Ruhe, Struktur und eine besondere Form der Vertrautheit in den Alltag und bieten – ähnlich wie die Hühner – niedrigschwellige Möglichkeiten zur Beteiligung, etwa beim Beobachten, Versorgen oder einfach im gemeinsamen Aufenthalt im Garten. Gerade das Zusammenspiel dieser tiergestützten Elemente zeigt, wie Alltagsbeteiligung auf natürliche Weise Gemeinschaft stärkt: Es entstehen Routinen, Verantwortung und kleine Erfolgsmomente. Solche alltagspraktischen Erfahrungen sind ein wichtiger Baustein, um älteren Menschen ein Gefühl von Sinnhaftigkeit zu vermitteln.

Also Naturverbundenheit auf ganz vielfältigen Ebenen. Was steht dabei besonders im Fokus?

Ein besonderes Anliegen ist mir die Offenheit für Haustiere. Viele ältere Menschen empfinden ihr Tier als zentrale emotionale Stütze. In klassischen Wohnsettings entstehen dadurch oft Einschränkungen, die den Umzug zusätzlich erschweren. In Hilde's Heim sind Haustiere ausdrücklich willkommen. Diese Entscheidung folgt der Überzeugung, dass emotionale Bindungen, die über Jahre gewachsen sind, nicht künstlich getrennt werden sollten. Tierkontakt schafft Stabilität, Struktur und emotionale Entlastung – für Einzelpersonen wie für die Gemeinschaft.

Was wünschen Sie sich für die Zukunft und vor allem für Hilde's Heim?

Unsere bisherigen Gespräche mit Interessentinnen und Interessenten zeigen deutlich: Der Wunsch nach überschaubaren, menschlichen Wohnformen wächst. Viele suchen keine institutionelle Versorgung, sondern ein Zuhause, das persönliche Beziehungen ermöglicht und zugleich professionelle Unterstützung bietet. Eine Interessentin brachte es kürzlich auf den Punkt: „Ich möchte nirgendwo leben, wo ich eine Nummer bin.“ Dieser Satz begleitet mich, denn er verdeutlicht, worum es im Kern geht – Individualität, Respekt und Teilhabe.

Mit „Hilde's Heim an der Lahn“ möchte ich einen Beitrag dazu leisten, die Angebotslandschaft im Bereich Wohnen im Alter zu erweitern. Unser Ansatz verbindet traditionelle Werte – Dorfgemeinschaft, Naturverbundenheit, alltägliche Verantwortung – mit modernen Anforderungen an Barrierefreiheit, Wohnkomfort und alltagsnahe Unterstützung. Für mich ist diese Verbindung kein Gegensatz, sondern eine zeitgemäße Antwort auf die Bedürfnisse älterer Menschen. Wir schaffen Strukturen, die Stabilität geben, und Räume, die Entwicklung zulassen. Ich freue mich darauf, im Frühjahr 2026 die ersten Bewohnerinnen und Bewohner zu begrüßen und gemeinsam mit ihnen weiterzuentwickeln, was jetzt im Aufbau ist. Denn ein Zuhause entsteht nicht allein durch Baupläne – es entsteht durch Menschen, die es mit Leben füllen.

QuartierPflege – die Blaupause für zukunftsfähige kommunale Daseinsvorsorge

Erfolgsmodell aus Landsberg am Lech zeigt, wie Kommunen den Pflegenotstand aktiv lösen

Die QuartierPflege bietet eine bundesweite Antwort auf eine der drängendsten Fragen vieler Kommunen: Wie kann die pflegerische Grundversorgung einer demografisch alternden Gesellschaft angesichts eines sich stetig verschärfenden Fachkräftemangels nachhaltig gesichert werden? Das Modell etabliert einen kommunalen ambulanten Pflegedienst, der die Grundversorgung durch die systematische und rechtssichere Einbindung von Angehörigen und Nachbar*innen sicherstellt und unerschlossene Ressourcen des direkten Wohnumfelds nutzt. Wichtig für Verbände und Fachkräfte: Der Ansatz zielt darauf ab, die lokale Versorgung zu stabilisieren. Die QuartierPflege stellt eine Grundversorgung durch die Nachbarschaft sicher, die derzeit durch die Kapazitätsengpässe der professionellen Dienste nicht mehr flächendeckend gewährleistet werden kann. Die medizinische Behandlungspflege ist nicht Bestandteil des Modells. Stattdessen werden Versorgungslücken in enger und partnerschaftlicher Zusammenarbeit mit allen lokalen Trägern gefüllt.

Kooperation statt Konkurrenz – Entlastung der Fachkräfte

Die strategische Vernetzung bildet eine zentrale Säule des Konzepts: Sie entlastet private ambulante Pflegedienste, Hausärzt*innen und Apotheken, während gleichzeitig Bürgervereine und das Quartier- oder Seniorenmanagement die soziale Teilhabe stärken. Durch diese Entlastung können sich die privaten ambulanten Pflegedienste wieder auf ihre wesentliche Arbeit der medizinischen Behandlungspflege konzentrieren.

Die Vision – Antwort auf den Fachkräftemangel

Angesichts von Prognosen, die die Lücke bis 2030 auf bis zu 400.000 Pflegekräfte beziffern, ist die Mobilisierung von Nachbarschaft die einzig bekannte Antwort auf den riesigen Fachkräftemangel. Die Realität zeigt, dass die klassische Pflege durch die Familie immer weiter abnimmt. Daher liegt die Lösung in der Fürsorge und Pflege durch die vertraute Nachbarschaft. Dies ist ganz im Sinne des SGB XI – dieses hat gemäß § 3 neben dem Vorrang der häuslichen Pflege aktiv das Ziel, Unterstützung der Pflegebereitschaft von Angehörigen und Nachbar*innen anzuregen – und aktiviert ein bisher ungenutztes Potenzial. Die QuartierPflege etabliert eine skalierbare pflegerische Grundversorgung über kommunale ambulante Dienste, die aus Nachbar*innen und Angehörigen bestehen und gleichzeitig soziale Teilhabe ermöglichen. Das Ziel ist ein belastbares lokales Ökosystem, das Gemeinsinn stärkt. Pflegebedürftige bleiben länger im vertrauten Zuhause, während die mitwirkenden Angehörigen und Nachbar*innen entlastet und für ihr wertvolles Engagement fair entlohnt werden.

Der konkrete Nutzen für Kommunen

Die QuartierPflege bietet Kommunen ein Modell, mit dem es erstmals gelingt, sorgende Gemeinschaften in eine finanzierbare und rechtlich gesicherte Versorgungsstruktur zu überführen. Das Modell folgt dabei der geltenden Gesetzgebung

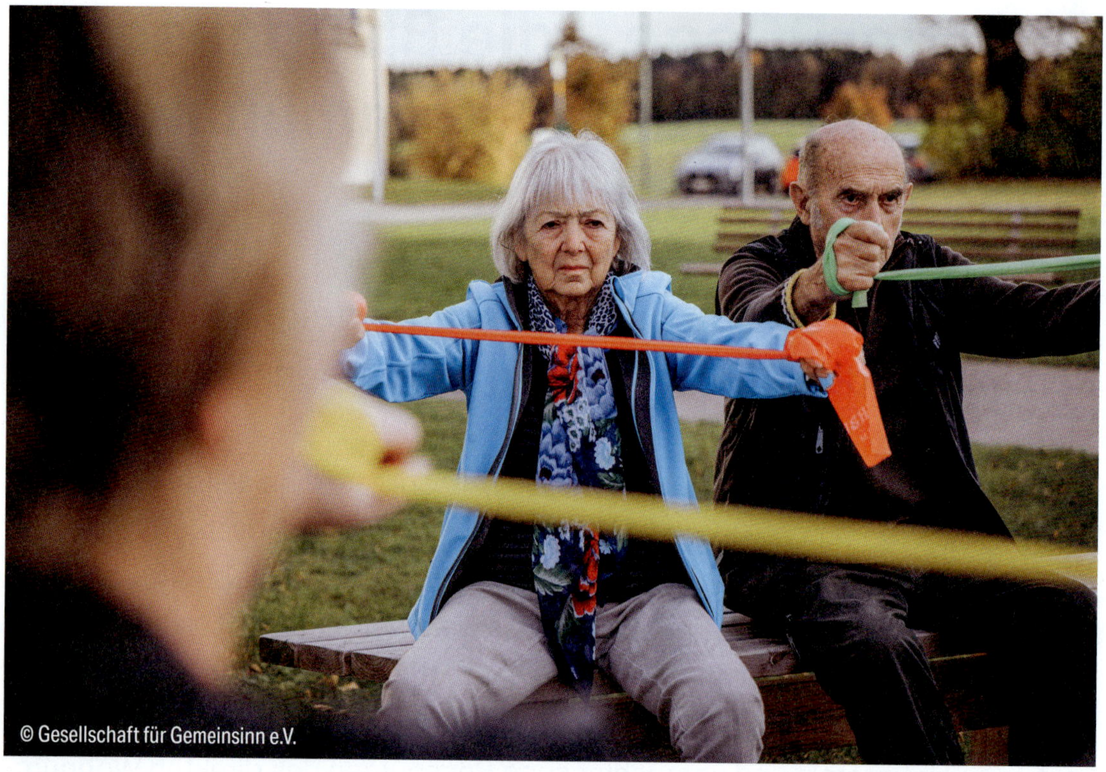

© Gesellschaft für Gemeinsinn e.V.

und wird, wie jeder andere private Pflegedienst auch, über die Pflegeversicherung (SGB XI) refinanziert. Finanzieller Nutzen für Kommunen (Sozialhilfeträger): Die QuartierPflege firmiert rechtlich als ambulanter Pflegedienst, der vorrangig die Leistungen der Pflegeversicherung ausschöpft. Durch den holistischen Ansatz der QuartierPflege, der auch strukturelle, bauliche Veränderungen beinhaltet (bspw. Aufbau von Pflege-WGs im sozialen Nahraum) bleiben pflegebedürftige Menschen länger in der gewohnten Umgebung und der Bedarf an stationären Plätzen sinkt. Damit verhindert die QuartierPflege den durch die demografische Entwicklung anwachsenden Bedarf an Hilfe zur Pflege und erhält damit die Solvenz der Kommunen. Ergänzend steigen durch die entgeltliche Anstellung von Nachbar*innen die Einkommen im Quartier, was im Nebeneffekt auch Auswirkungen auf steuerliche Einnahmen der Kommune hat. Zudem sorgt das Modell für die Verstetigung des Quartiersmanagements. Diese Rolle wird von den Pflegelots*innen organisch mit übernommen. Während anfängliche Projektkosten nur über die ersten fünf Jahre anfallen, ist das Ziel, langfristig durch die Umsätze des Pflegedienstes die schwarze Null zu erreichen.

Professionelle Struktur – der Unterschied zur Nachbarschaftshilfe

Während herkömmliche Nachbarschaftshilfe auf rein ehrenamtlichem Engagement basiert, setzt die QuartierPflege auf multiple Stufen des Engagements. Die Unterstützung beschränkt sich üblicherweise auch auf die im Rahmen einer Zulassung nach Landesrecht (§ 45 SGB XI) erlaubten Leistungen; gleichzeitig können diese Nachbarschaftshilfen – wie reguläre Begleitdienste – nur auf einen Teil der möglichen Finanzierungstöpfe zugreifen. Die QuartierPflege agiert im Rahmen einer Zulassung nach § 72 SGB XI und kann daher den vollen Umfang von Leistungen (abgesehen von der medizinischen Fachpflege) und Finanzierungsmöglichkeiten abbilden. Durch die Integration von diversen, auch mit Qualifikationen einhergehenden Engagementstufen und die obligatorische Bildung von Pflegenetzwerken entsteht so ein völlig neuartiger Ansatz für verlässliche und stabile ambulante Pflege. Diese klare, professionelle Organisation unterscheidet die QuartierPflege fundamental von ungeplanten Hilfsangeboten. Bei komplexeren pflegerischen Aufgaben werden weiterhin punktuell Fachkräfte eingebunden. Ziel der QuartierPflege ist es unter anderem, durch diese professionelle Integration die Grenzen zwischen Laien- und Profipflege aktiv zu verschieben, um mehr Menschen die Mitwirkung in der ambulanten Pflege zu ermöglichen und so dauerhaft pflegerische Grundversorgung zu ermöglichen.

QuartierPflege in Landsberg am Lech – Beweis der Machbarkeit

Was als theoretisches Modell begann, ist in Landsberg am Lech längst gelebte Praxis. Der kommunale Pflegedienst des Landkreises hat die QuartierPflege als Antwort auf den Pflegenotstand erfolgreich umgesetzt. Bereits 2025 wurde die Versorgung auf vier Gemeinden im Landkreis ausgeweitet; zwei weitere Gemeinden befinden sich aktuell in der Vorbereitung.

- Erpfting: Erfolgreiche Kooperationen mit etablierten Pflegediensten und Initiativen beweisen, dass das Miteinander funktioniert.
- Scheuring: Gezielte Aktivierung und Förderung des bürgerschaftlichen Engagements lokaler Vereine und Initiativen.
- Vilgertshofen & Egling an der Paar: Hier steht bisher die enge Verzahnung mit der Gemeinde im Fokus.
- Geltendorf & Greifenberg: Der Roll-out des Projekts ist für Q2/2026 geplant. Parallel dazu sind die ersten vorbereitenden Arbeiten zur Netzwerketablierung in den Zielquartieren bereits angelaufen.

Einmaliges Trägermodell

Ein deutschlandweites Novum ist die Etablierung eines kommunalen Pflegedienstes, der die QuartierPflege systematisch umsetzt. Die Einzigartigkeit liegt darin, dass dieser ambulante Pflegedienst die Ressource des gesamten Landkreises (131.000 Nachbar*innen) für die Anstellung zur häuslichen Versorgung erschließt. Das geschaffene Modell verbindet die Sicherheit kommunaler Trägerschaft mit der Flexibilität eines Unternehmens. Damit ist es gelungen, eine neue Form der pflegerischen Versorgung zu etablieren, die die Strukturen der öffentlichen Verwaltung nutzt. Damit handelt es sich um eine erprobte Blaupause des Landkreises Landsberg am Lech und ein Skalierungsmodell für Landkreise und Kommunen in Deutschland, die gemeinsam aktiv die Zukunft der Daseinsvorsorge gestalten wollen.

„QuartierPflege zeigt eindrucksvoll, wie hochwertige, wohnortnahe Pflege gemeinsam mit Nachbarschaft, Ehrenamt und professionellen Diensten gelingen kann. Das Modell stärkt die Selbstständigkeit älterer Menschen, entlastet Angehörige und fördert den sozialen Zusammenhalt. Damit wird auch diversen Forderungen des 9. Altenberichts der Bundesregierung entsprochen – insbesondere Stärkung der kommunalen Strukturen und sozialer Teilhabe im Quartier. Für Kommunen, die nachhaltig in Daseinsvorsorge investieren wollen, ist QuartierPflege ein zukunftsweisender Ansatz mit spürbarem Nutzen für das ganze Gemeinwesen." Thomas Eichinger, Landrat des Landkreises Landsberg am Lech

Sofortige Umsetzbarkeit und Pilotkooperation

Um eine schnelle und erfolgreiche Übertragung des Modells zu gewährleisten, wurde gemeinsam eine praxisorientierte Toolbox entwickelt. Diese standardisiert den Quartieraufbau und macht das Modell bundesweit skalierbar. Kommunen, die jetzt an die Gesellschaft für Gemeinsinn als Träger des Programms herantreten, können unmittelbar mit dieser erprobten Toolbox unterstützt werden. Die Toolbox bietet einen sofortigen, strukturierten Rahmen für den Aufbau der QuartierPflege-Netzwerke, indem sie alle relevanten

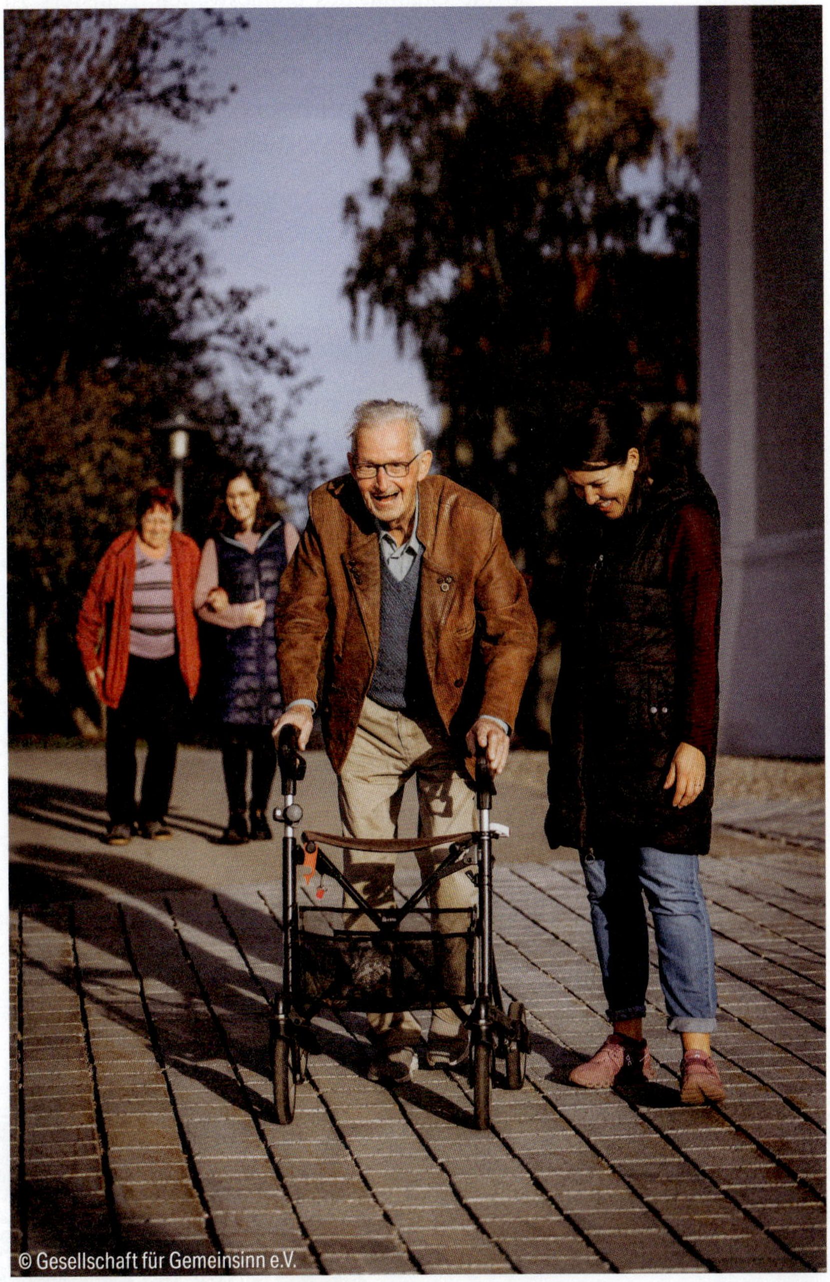
© Gesellschaft für Gemeinsinn e.V.

Schritte von der Standortanalyse über den Netzwerkaufbau bis hin zu den rechtlichen Rahmenbedingungen abdeckt. Die Inhalte der Toolbox werden kontinuierlich weiterentwickelt, um die Umsetzung vor Ort optimal an aktuelle Gegebenheiten anzupassen. In der Pilotphase bis 2030 wird die QuartierPflege in Kooperation zwischen der Kommune und der Gesellschaft für Gemeinsinn umgesetzt.

Die QuartierPflege sucht engagierte Partner*innen, die bereit sind, die Zukunft der lokalen Daseinsvorsorge aktiv mitzugestalten. Kommunen, die an einer Umsetzung des erfolgreichen Modells in ihrer Region interessiert sind, werden aktiv beim Quartiersaufbau unterstützt. Um die Erprobung und Ausdifferenzierung des Modells an weiteren Pilotstandorten zu gewährleisten und so die Qualität des bundesweiten Transfers zu sichern, ist das Projekt zudem auf externe Förderungen (z. B. durch Stiftungen) angewiesen. Diese Mittel ermöglichen die erfolgreiche Etablierung und die Weiterentwicklung der Strukturen an neuen Standorten.

Mehr erfahren:

- QuartierPflege: www.gemeinsinn-stärken.de/quartierpflege
- Über uns: www.gemeinsinn-stärken.de/ueber-uns
- Kontakt: Florian.kiel@gemeinsinn-staerken.de

Wir stehen gerne für Austausch und Kooperation zur Verfügung.

Autor

Leonard Barnett, M. A., ist Projektmanager für die QuartierPflege bei der Gesellschaft für Gemeinsinn e. V. Der Erziehungswissenschaftler verantwortet die strategische Umsetzung und Begleitung des Modells sowie den Transfer der praxiserprobten Toolbox in neue Regionen.

Kontakt: leonard.barnett@gemeinsinn-staerken.de

Vorstellungen und Bedarfe der Babyboomer-Generation in der Nacherwerbsphase

Eine qualitative Studie

Die große und heterogene Babyboomer-Generation steht im und vor dem Übergang in die Nacherwerbsphase. Ihr Potenzial für Engagement und Teilhabe wird in der Seniorenarbeit bislang jedoch nur begrenzt genutzt. Der vorliegende Beitrag untersucht welche Vorstellungen, Bedarfe und Erwartungen Babyboomer*innen an die Nacherwerbsphase haben und wie diese von Praxisakteur*innen der Seniorenarbeit wahrgenommen werden. Hierzu wurden elf leitfadengestützte Interviews geführt – sechs mit Angehörigen der Babyboomer-Generation und fünf mit Praxisakteur*innen. Beide Gruppen sehen die Nacherwerbsphase als aktive, gestaltbare Lebensphase. Babyboomer*innen betonen Selbstbestimmung, Sinnstiftung und flexible Übergänge. Praxisakteur*innen bestätigen diesen Gestaltungswillen, verweisen jedoch auf strukturelle Hürden wie unzureichende Angebotsvielfalt, institutionelle Trägheit und mangelnde politische Unterstützung. Die Ergebnisse verdeutlichen, dass eine lebensweltlich orientierte, partizipative Seniorenarbeit erforderlich ist, um das Engagementpotenzial der Babyboomer-Generation zu aktivieren.

Babyboomer-Generation mit ausgeprägter Heterogenität

Die geburtenstarken Jahrgänge, oft zusammengefasst als „Babyboomer-Generation“ (Jahrgänge Mitte 1950er bis Ende 1960er), befinden sich derzeit im Fokus politischer, wirtschaftlicher und gesellschaftlicher Debatten. Laut statistischem Bundesamt (2024) gibt es in Deutschland etwa 12,4 Millionen Babyboomer*innen, die sich kurz vor dem Eintritt in die Rente oder noch relativ neu in der Nacherwerbsphase befinden. Angesichts des Renteneintritts dieser Kohorte zeichnen sich tiefgreifende Veränderungen in Arbeitsmarkt, Sozialversicherung und Gesundheits- sowie Pflegeinfrastruktur ab. Gleichzeitig erfordert der steigende Anteil älterer Menschen höhere personelle und finanzielle Ressourcen im Gesundheits- und Pflegebereich – ein Trend, der durch den Berufsaustritt zahlreicher Babyboomer*innen in diesen Sektoren zusätzlich verstärkt wird. Dies erfordert nicht nur technische, sondern vor allem auch soziale Innovationen. Der Begriff „soziale Innovationen” bezieht sich dabei grundsätzlich auf neuartige Kooperationsformen oder soziale Organisationsstrukturen, die das Ziel verfolgen, nachhaltige und tiefgreifende Lösungen für die komplexen Herausforderungen unserer Gesellschaft zu entwickeln und umzusetzen (BMFTR 2025). Die Babyboomer-Kohorte weist eine ausgeprägte Heterogenität sowohl in ihren beruflichen Biografien – von klassischen Erwerbsverläufen bis hin zu „ungeraden“ Lebens- und Erwerbswegen mit Unterbrechungen oder Teilzeitphasen – als auch in ihrer gesundheitlichen Verfassung auf, die von fit und aktiv bis zu bereits vor dem Renteneintritt auftretenden gesundheitlichen Einschränkungen reicht (Gaertner et al. 2023; Simonson 2013). Diese Vielfalt macht deutlich, dass generische „One-Size-fits-All“-Angebote kaum ausreichend sind und eine differenzierte Perspektive auf Erwartungen, Bedürfnisse sowie Strukturen der Nacherwerbsphase erforderlich ist.

Methodik und Ergebnisse

Die vorliegende Studie untersucht, wie Angehörige der Babyboomer-Generation ihre Nacherwerbsphase gestalten (wollen) und welche Vorstellungen, Bedarfe und Herausforderungen sie dabei wahrnehmen – sowie, wie diese Aspekte aus Sicht von Praxisakteur*innen der Seniorenarbeit eingeschätzt werden. Ziel ist es, Gemeinsamkeiten und Widersprüche zwischen individuellen und institutionellen Perspektiven herauszuarbeiten, um Implikationen für die Gestaltung zukünftiger Seniorenarbeit und sozialpolitischer Strategien abzuleiten. Zur Beantwortung der Forschungsfragen wurden von Juni bis September 2025 elf qualitative Interviews durchgeführt. Sechs leitfadengestützte, problemzentrierte Expert*inneninterviews (Meuser/Nagel 1999) wurden mit Angehörigen der Babyboomer-Generation geführt, um individuelle Perspektiven, Erfahrungen und Erwartungen in der Übergangs- und Nacherwerbsphase zu erfassen. Ergänzend fanden fünf leitfadengestützte, problemzentrierte Interviews (Witzel 1985) mit Praxisakteur*innen der Senior*innenarbeit statt, um institutionelle Sichtweisen und Einschätzungen zu Bedarfen, Strukturen und Handlungsspielräumen zu erheben. Die Auswertung der Interviews erfolgte mithilfe der strukturierenden Inhaltsanalyse nach Mayring (2022).

Deutliche Schnittmengen als auch divergierende Schwerpunktsetzungen

Die vergleichende Analyse der Interviews mit Mitgliedern der Babyboomer-Generation und mit Praxisakteur*innen der Seniorenarbeit zeigt sowohl deutliche Schnittmengen als auch divergierende Schwerpunktsetzungen in der Wahrnehmung der Nacherwerbsphase. Während die Babyboomer*innen ihre Vorstellungen stark biografisch und erfahrungsbezogen begründen, betrachten Praxisakteur*innen die Zielgruppe überwiegend aus einer strukturell-systemischen Perspektive.

Lebensgestaltung und Sinnorientierung

Ein zentrales gemeinsames Motiv ist der Bedarf an aktiver Lebensgestaltung und Sinnstiftung nach dem Erwerbsleben. Beide Gruppen beschreiben die Nacherwerbsphase nicht als Rückzug, sondern als Zeit der Neuorientierung und Potenzialentfaltung. Viele Babyboomer*innen formulieren ein ausgeprägtes Bedürfnis, die „neu gewonnene Freiheit" aktiv zu füllen – durch Reisen, Lernen oder ehrenamtliches Engagement. Eine Interviewpartnerin betonte: *„Ich hätte gerne so Kindergartenbetreuung gemacht, so Vorlesen oder so was. […] Das waren die Pläne, bevor ich in die Nacherwerbsphase gegangen bin."* (entnommen aus Interview). Auch Praxisakteur*innen beobachten diesen Gestaltungswillen und sprechen von einer „unternehmungslustigen, bewegungsfreudigen Generation", die gemeinschaftliche Aktivitäten schätzt. Dabei werden Angebote, die Bildung, Kultur und Bewegung verbinden – etwa Sprachkurse oder Sportgruppen – als besonders anschlussfähig beschrieben.

Ehrenamt und Engagement

Beide Perspektiven erkennen die Bedeutung des Ehrenamts, unterscheiden sich jedoch in der Bewertung. Für viele Babyboomer*innen ist Engagement Ausdruck persönlicher Werte und sozialer Verantwortung. Gleichzeitig äußern einige eine kritische Distanz gegenüber institutionellen Formen des Ehrenamts und sehen die Gefahr von Ausbeutung oder moralischem Druck. Praxisakteur*innen hingegen betrachten das Engagementpotenzial der Babyboomer*innen als Ressource für Kommunen und Träger. Sie betonen die Chance, durch projektbezogene und flexible Beteiligungsformate eine neue Kultur der Partizipation zu schaffen: *„Ehrenamt ist heute viel mehr punktuell und projektbezogen […] Das bietet große Chancen."* (entnommen aus Interview). Während Babyboomer*innen also häufig vom individuellen Sinnbezug ausgehen, betonen Akteur*innen die strukturelle Notwendigkeit, Engagement organisatorisch zu verankern und professionell zu begleiten.

Soziale Teilhabe und Gemeinschaft

Das Bedürfnis nach sozialer Eingebundenheit stellt einen weiteren zentralen Schnittpunkt dar. Babyboomer*innen schätzen Gelegenheiten zur Begegnung und zum Austausch, etwa über Bildungsangebote, kulturelle Aktivitäten oder gemeinsames Essen. Praxisakteur*innen erkennen dieses Bedürfnis ebenfalls und verweisen auf quartiersorientierte Konzepte, die Begegnung im unmittelbaren Lebensumfeld fördern sollen: *„Wir versuchen generationenumgreifende Projekte zu realisieren, indem es gar nicht um bestimmte Altersgruppen geht, sondern um Menschen, die raumgebunden irgendwo agieren."* (entnommen aus Interview). Ein Unterschied zeigt sich jedoch in der Einschätzung der Zielgruppe: Während Babyboomer*innen häufig bereits über stabile soziale Netzwerke verfügen, gehen Praxisakteur*innen davon aus, dass klassische Vereins- oder Senior*innenangebote diese Generation kaum noch ansprechen und „modernisiert“ werden müssen, um Anschluss zu ermöglichen.

Herausforderungen und Unterstützungsbedarf

Hinsichtlich der wahrgenommenen Herausforderungen zeigen sich deutliche Unterschiede zwischen den beiden Gruppen. Babyboomer*innen thematisieren vor allem familiäre Verpflichtungen, gesundheitliche Grenzen und finanzielle Unsicherheiten als belastende Faktoren. Praxisakteur*innen hingegen verorten die Herausforderungen stärker auf struktureller Ebene – etwa unzureichende Pflegeinfrastruktur, Fachkräftemangel und steigende Wohnkosten: *„Wir haben ein versäultes Dienstleistungssystem […] Das gilt es dringend aufzuweichen.“* (entnommen aus Interview). Während Babyboomer*innen konkrete Unterstützungsangebote – wie niedrigschwellige Kultur- und Gesundheitsprogramme – fordern, plädieren Praxisakteur*innen für politische Reformen und Modellprojekte, um kommunale Strukturen flexibler zu gestalten.

Politische und gesellschaftliche Rahmenbedingungen

Übereinstimmend kritisieren beide Gruppen die gesellschaftliche Wahrnehmung älterer Menschen und fordern einen wertschätzenderen Altersdiskurs. Babyboomer*innen wenden sich gegen ein pauschales *„Boomer-Bashing“* und wünschen sich, *„als Teil der Gesellschaft gesehen“* zu werden (entnommen aus Interview). Praxisakteur*innen teilen diese Einschätzung und betonen die Notwendigkeit, das Altersbild von Defizitorientierung zu Kompetenzorientierung zu verschieben.

Zusammenfassung und Diskussion

Es zeigt sich ein hohes Maß an Gestaltungswillen und Reflexivität in der Babyboomer-Generation, das von Praxisakteur*innen durchaus erkannt, aber in bestehende Strukturen noch unzureichend integriert wird. Die Babyboomer-Interviews verdeutlichen den Wunsch nach Selbstbestimmung, Sinn und Gemeinschaft, während die Praxisakteur*innen eher strukturelle Reformen, institutionelle Flexibilisierung und politische Unterstützung in den Blick nehmen. Die größte Übereinstimmung liegt im Ziel, neue, generationenverbindende Formen von Engagement und Teilhabe zu fördern.

Fazit für die Praxis

Die Ergebnisse zeigen, dass Babyboomer*innen die Nacherwerbsphase als aktive, selbstbestimmte Lebensphase verstehen. Für die Praxis bedeutet dies, dass Angebote individuelle Interessen, Kompetenzen und Lebensstile aufgreifen und Möglichkeiten für projektbezogenes, zeitlich befristetes Engagement bieten sollten. Zudem ist es zentral, Übergänge in den Ruhestand durch Beratung, präventive Gesundheitsförderung und sozialraumorientierte Netzwerke zu begleiten. Kommunen und Träger sollten Kooperationen mit Betrieben, Vereinen und Bildungseinrichtungen ausbauen, um generationenübergreifende Lern- und Begegnungsräume zu schaffen. Ein positives Altersbild, das Selbstwirksamkeit und Erfahrung betont, ist die Grundlage für eine zukunftsfähige, solidarische Seniorenpolitik.

Autorinnen und Autoren

Dr. Melanie Oeben, Wissenschaftliche Mitarbeiterin, Institut SO.CON (SOCIAL.CONCEPTS Institut für Forschung und Entwicklung in der Sozialen Arbeit) der Hochschule Niederrhein.
Kontakt: melanie.oeben@hs-niederrhein.de

Dr. Ann-Marie Krewer, Leitung und wiss. Geschäftsführung Institut SO.CON (SOCIAL.CONCEPTS – Institut für Forschung und Entwicklung in der Sozialen Arbeit) der Hochschule Niederrhein.
Kontakt: ann-marie.krewer@hs-niederrhein.de

Prof. Dr. Moritz Heß, Professor für Gerontologie und Leiter des Kompetenzzentrums REAL (Ressourcenorientierte Alter(n)sforschung) der Hochschule Niederrhein.
Kontakt: moritz.hess@hs-niederrhein.de

Literatur

BMFTR (2025): Soziale Innovationen [Online]. Online: www.bmftr.bund.de/DE/Forschung/Gesellschaft/SozialeInnovationen/sozialeinnovationen_node.html (abgerufen am 12.1.2026).

Gaertner, B./Scheidt-Nave, C./Koschollek, C./Fuchs, J. (2023): Gesundheitliche Lage älterer und hochaltriger Menschen in Deutschland: Ergebnisse der Studie Gesundheit 65+. In: Journal of Health Monitoring 8/23, S. 7–31.

Mayring, P. (2022): Qualitative Inhaltsanalyse. Grundlagen und Techniken, Weinheim, 13. Auflage. Beltz, Weinheim.

Meuser, M./Nagel, U. (1999): Das Experteninterview – konzeptionelle Grundlagen und methodische Anlage. In: Pickel, S./Pickel, G./Laut, H.-J./Jahn, D. (Hrsg.): Methoden der vergleichenden Politik- und Sozialforschung. VS Verlag, Wiesbaden, S. 441–471.

Simonson, J. (2013): Erwerbsverläufe im Wandel – Konsequenzen und Risiken für die Alterssicherung der Babyboomer. In: Vogel, C./Motel-Klingebiel, A. (Hrsg.): Altern im sozialen Wandel: Die Rückkehr der Altersarmut? Springer VS, Wiesbaden, S. 273–290.

Statistisches Bundesamt (2024): Anzahl der Einwohner in Deutschland nach Geschlecht und Generationen zum 31.12.2023 [Online]. Online: https://de.statista.com/statistik/daten/studie/1131350/umfrage/bevoelkerung-nach-geschlecht-und-generation/ (abgerufen am 12.1.2026).

Witzel, A. (1985): Das problemzentrierte Interview. In: G. Jüttemann (Hrsg.): Qualitative Forschung in der Psychologie: Grundfragen, Verfahrensweisen, Anwendungsfelder. Beltz, Weinheim, S. 227–255.

Das Projekt „BaNGe" wurde durch eine interne Forschungsförderung der Hochschule Niederrhein finanziert. Weitere Informationen dazu unter: www.hs-niederrhein.de/socon/projekte/

Mehr Zuhause in der stationären Pflege: Was das Demenzdorf-Konzept leisten kann

Pflegeeinrichtungen stehen vor der Aufgabe, Versorgung unter sich wandelnden Rahmenbedingungen weiterzuentwickeln. Die Zahl der Menschen mit Demenz steigt, individuelle Erwartungen an Lebensqualität und Selbstbestimmung nehmen zu, zugleich bleiben personelle und strukturelle Ressourcen begrenzt. Vor diesem Hintergrund rücken neue Versorgungsansätze wie das Demenzdorf-Konzept in den Blick. Der Beitrag stellt Ergebnisse eines Forschungsprojekts vor, das internationale Erfahrungen mit Demenzdörfern mit den Erwartungen von Bürger*innen und lokalen Akteur*innen verknüpft. Im Mittelpunkt steht die Frage, welche Elemente dieses Ansatzes Anregungen für die Weiterentwicklung stationärer Demenzversorgung geben können.

Zwischen Sicherheit und Alltag

Wenn eine Versorgung in der eigenen Häuslichkeit nicht mehr möglich ist, stehen Menschen mit Demenz und ihre Angehörigen häufig vor einer schwierigen Entscheidung. Stationäre Pflegeeinrichtungen werden in dieser Situation als notwendig anerkannt, zugleich sind mit dem Einzug oft Sorgen um den Verlust von Selbstbestimmung, Vertrautheit und gewohnten Alltagsstrukturen verbunden. Diese Spannungen prägen individuelle Entscheidungen, ebenso wie die Weiterentwicklung stationärer Angebote. Vor diesem Hintergrund rückt verstärkt die Frage in den Blick, wie stationäre Versorgung gestaltet sein kann, um Sicherheit und professionelle Pflege mit möglichst alltagsnahen und vertrauten Lebensbedingungen zu verbinden. Das Demenzdorf wird in diesem Zusammenhang häufig als besonders konsequenter Ansatz diskutiert. Es bündelt bekannte Elemente einer personenzentrierten Demenzversorgung in einer spezifischen räumlichen und organisatorischen Form. Zugleich wirft das Konzept Fragen auf, die über das Modell selbst hinausweisen: Welche Erwartungen verbinden Betroffene, Angehörige und das soziale Umfeld mit solchen Ansätzen? Und inwieweit lassen sich daraus Impulse für unterschiedliche Formen stationärer Versorgung ableiten? Diesen Fragen widmet sich das Forschungsprojekt „Bedarfsanalyse und Handlungsempfehlungen zum Versorgungskonzept Demenzdorf am Beispiel Nassau“. Ziel ist es, Orientierungswissen bereitzustellen und Ansatzpunkte für eine praxisnahe Weiterentwicklung stationärer Demenzversorgung sichtbar zu machen.

Anforderungen aus unterschiedlichen Perspektiven

Im Projekt wird das Demenzdorf-Konzept aus unterschiedlichen Perspektiven betrachtet und mit konkreten Versorgungsbedarfen in Beziehung gesetzt. Das Projekt wird von der G. und I. Leifheit Stiftung gefördert. Grundlage bildet eine Auswertung nationaler und internationaler Fachliteratur sowie ein Vergleich bestehender Demenzdörfer im In- und Ausland. Ergänzt wird dieser Überblick durch die Begehung einer entsprechenden Einrichtung und Gespräche mit Experten aus Wissenschaft und Praxis, die ihre Erfahrungen aus unterschiedlichen Arbeitsfeldern einbringen. Ein besonderer Fokus liegt auf der regionalen Perspektive. In der Beispielregion Nassau werden Bürger*innen sowie lokale Akteur*innen einbezogen, um Erwartungen und auch Bedenken in Bezug auf die konzeptspezifische Versorgung von Menschen mit Demenz sichtbar zu machen. Zusätzlich fließen regionale Versorgungsdaten in die Betrachtung ein, um Einschätzungen mit den bestehenden Strukturen abzugleichen. Durch die Verbindung dieser unterschiedlichen Sichtweisen entsteht ein vielschichtiges Bild. Es berücksichtigt fachliche Einschätzungen ebenso wie gesellschaftliche Erwartungen und zeigt auf, welche Ansatzpunkte sich für eine Weiterentwicklung stationärer Demenzversorgung abzeichnen – orientiert an der Lebensrealität der Menschen und den Erfahrungen der Pflegepraxis.

Wohnlichkeit als Ausgangspunkt

Internationale Recherchen zeigen, dass demenzdorfähnliche Konzepte seit Mitte der 1970er-Jahre umgesetzt werden, mit einem deutlichen Bedeutungszuwachs nach der Eröffnung des niederländischen Demenzdorfes „de Hogeweyk" im Jahr 2009. Gleichzeitig vermeiden viele Einrichtungen den Begriff „Demenzdorf", da er als abgrenzend oder stigmatisierend wahrgenommen werden kann. Unabhängig von der Begrifflichkeit folgt die räumliche Gestaltung meist einem ähnlichen Grundgedanken: Überschaubare Strukturen, kurze Wege und alltagsnahe Angebote sollen Orientierung erleichtern und Vertrautheit fördern. Kleine Wohnhäuser – mitunter ähnlich einer Nachbarschaft angeordnet, gemeinschaftliche Orte und eine Öffnung zum Umfeld prägen viele Umsetzungen. Diese Überlegungen finden auch in den Gesprächen mit Expert*innen und Bürger*innen Zustimmung. Befragte Bürger*innen sowie lokale Akteur*innen begrüßen insbesondere Orte der Begegnung, die sowohl Bewohner*innen als auch Besucher*innen offenstehen. Entscheidend ist aus ihrer Sicht jedoch weniger die äußere Dorfstruktur als die Atmosphäre insgesamt: Gewünscht wird ein Umfeld, das modern, freundlich und zugleich vertraut wirkt.

Orientierung und Sicherheit als zentrale Themen

Damit rückt ein zentrales Thema in den Vordergrund, das für viele Einrichtungen relevant ist: Orientierung und Sicherheit. Demenzfreundliche Architektur im Demenzdorf-Konzept setzt auf klare Wegeführung, gezielt eingesetzte Farbkontraste, geeignete Außenbereiche, gut erkennbare Räume und vertraute Einrichtungsstile. Auch von Expert*innen und Bürger*innen wird ein Wohnambiente bevorzugt, das an frühere Lebenswelten anschließt, z. B. durch wohnzimmerähnliche Gemeinschaftsbereiche und offene Wohnküchen im häuslichen Stil statt klassischer Aufenthaltsräume, Nutzbeete, Spazierwege oder auch vertraute Elemente der früheren Lebensumgebung wie Friseur, Café oder Lebensmittelgeschäft. Beim Thema Sicherheit zeigen sich unterschiedliche Prioritäten. Während einige internationale Konzepte auf technische Ortungslösungen setzen, wünschen sich Befragte eher eine unauffällige Begrenzung, etwa in Form eines Gartenzauns im Außenbereich, welcher jedoch das eigenständige Verlassen des Einrichtungsgeländes weiterhin ermöglicht.

Leben in kleinen Gemeinschaften

Die räumliche Gestaltung ist eng mit der Frage verbunden, wie Zusammenleben organisiert wird. Typisch für Demenzdörfer ist die Unterbringung in kleinen Wohngruppen. Dieses Format soll Beziehungen stärken und Vertrautheit ermöglichen. Auch regional wird diese Form des Zusammenlebens überwiegend positiv bewertet. Gleichzeitig äußern die Befragten eine zentrale Sorge: Kleine, in sich abgeschlossene Einheiten dürfen nicht zu sozialer Isolation führen. Dies wird insbesondere befürchtet, wenn Einrichtungen in Randlage von Ortschaften oder sogar außerhalb platziert sind. Entsprechend wird eine zentrale, wohnortnahe Lage als wichtig erachtet, um den Bezug zum gewohnten Umfeld und zur Gemeinde zu erhalten. Ein weiterer Aspekt betrifft die Kosten. Innovative Konzepte werden grundsätzlich begrüßt, zugleich besteht die klare Erwartung, dass sie nicht mit höheren finanziellen Belastungen für Bewohner*innen und Angehörige einhergehen dürfen.

Pflegeorganisation im Fokus

An die räumliche Gestaltung knüpfen hohe Erwartungen an das pflegerische Konzept an. Gewünscht wird eine Versorgungsform, die nicht starr zwischen ambulant, teilstationär und stationär trennt, sondern Übergänge ermöglicht und flexibel auf unterschiedliche Bedarfe reagiert. Besonders betont wird die Rolle des Pflegepersonals. Erwartet werden gut qualifizierte Fachkräfte, die Menschen mit Demenz als Individuen wahrnehmen und ihre Pflege entsprechend gestalten. Feste Teams, biografieorientiertes Arbeiten und sehr flexible Tagesstrukturen gelten dabei als zentrale Qualitätsmerkmale. Internationale Erfahrungen zeigen, dass Demenzdörfer hier neue Spielräume eröffnen können. Tagesabläufe orientieren sich sehr viel stärker an den Gewohnheiten der Bewohner, z. B. wird individuellen Aufsteh- und Schlafenszeiten oder auch einzelnen Präferenzen für Zeitpunkte von Mahlzeiten eine hohe Priorität eingeräumt und diese auch jenseits von herkömmlichen schichtdienstgeprägten Routinen realisiert. Alltagsaktivitäten wie Kochen, Haus- oder Gartenarbeit werden bewusst in die Pflege integriert. Damit rückt Pflegeorganisation näher an das alltägliche Leben heran – mit Konsequenzen für Dienstplanung, Aufgabenverteilung und Teamarbeit.

Wirkungen realistisch einordnen

Als erwarteter Nutzen wird häufig eine höhere Lebensqualität genannt, belastbare Wirksamkeitsnachweise aus Studien liegen bislang jedoch kaum vor. Gleichzeitig zeigt sich, dass das Konzept nicht für alle Menschen mit Demenz gleichermaßen geeignet ist. Insbesondere bei stark eingeschränkter Mobilität oder ausgeprägtem herausforderndem Verhalten stoßen entsprechende Modelle an Grenzen. Auch wird in der Literatur kritisch diskutiert, inwieweit künstlich gestaltete Umgebungen als täuschend empfunden werden können. Für Pflegefachpersonen deuten sich ebenfalls ambivalente Auswirkungen an. Mehr Gestaltungsspielräume und eine andere Arbeitsorganisation können die Arbeitszufriedenheit erhöhen. Zugleich erfordern kleinteilige Strukturen, flexible Abläufe und eine hohe Nähe zu den Bewohner*innen neue Kompetenzen und können überfordernd erlebt werden, wenn organisatorische Rahmenbedingungen nicht mitwachsen.

Impulse für die Weiterentwicklung

Die bisherigen Ergebnisse des Projekts machen deutlich: Das Demenzdorf ist kein Blaupausenmodell für die stationäre Demenzversorgung. Für bestehende Einrichtungen liegt sein Wert in den Impulsen für die Weiterentwicklung der Versorgungspraxis. Dazu gehören überschaubare Strukturen, klare Orientierung, flexible Tagesabläufe und eine bedürfnisorientierte Pflegeorganisation. Entscheidend ist dabei weniger die äußere Dorfstruktur als die innere Haltung und die Frage, wie Pflege organisiert wird: hohe Wohnlichkeit, individuelle Pflege, flexible Alltagsgestaltung und eine Umgebung, die Sicherheit bietet. Um die tatsächlichen Effekte solcher Konzepte besser beurteilen zu können, braucht es jedoch zukünftig eine stärkere wissenschaftliche Begleitung der Umsetzung und einen kontinuierlichen Austausch zwischen Forschung und Praxis. Innovative Versorgungsformen wie das Demenzdorf zeigen, wie stationäre Pflege weitergedacht werden kann als Annäherung an häusliche Lebensformen innerhalb stationärer Rahmenbedingungen.

Autorinnen

Anna Zimmer ist wissenschaftliche Mitarbeiterin am Institut für Pflegewissenschaft des Universitätsklinikums Würzburg.
Kontakt: zimmer_a@ukw.de

Prof. Dr. Melanie Messer leitet den Lehrstuhl für Pflegewissenschaft an der Julius-Maximilians-Universität Würzburg und das Institut für Pflegewissenschaft am Universitätsklinikum Würzburg.
Kontakt: messer_m@ukw.de

Forschungsprojekt: Finanzielle Bildung von Senior:innen (FiBiSen)

Mit dem Eintritt in den Ruhestand endet das Erwerbsleben – finanzielle Entscheidungen und Verantwortlichkeit jedoch keineswegs. Im Gegenteil: Gerade im Alter stehen Menschen vor komplexen und neuen Fragen rund um Rente, Vermögen, Vorsorge und den Umgang mit begrenzten Ressourcen, oft allerdings ohne ausreichende Unterstützung oder für die Altersgruppe passende Informations- und Beratungsangebote. Trotz wachsender Armutsrisiken und steigender Anforderungen durch höhere Lebenshaltungskosten, Pflege- und Gesundheitsausgaben bleibt finanzielle Bildung für Senior*innen bislang ein Randthema. Der vorliegende Beitrag stellt das Forschungsprojekt „Finanzielle Bildung von Senior:innen (FiBiSen)" vor, das genau diese Leerstelle adressieren möchte und dazu zunächst empirisch untersucht, welche Wissensstände, Bedarfe und Unterstützungsformen ältere Menschen für individuelle, bedürfnis- und ressourcenadaptierte finanzielle Entscheidungen im Ruhestand benötigen. Damit wird ein größeres Projekt zur Erarbeitung gezielter Informations- und Beratungsangebote vorbereitet.

Senioren im Abseits finanzieller Bildung

Finanzielle Entscheidungen sind zunehmend komplexer geworden – nicht nur, aber auch im Alter. So stellen neue Produkte, vermehrte finanzpolitische Regulierung und digitale Prozesse nicht nur ältere Menschen im oder kurz vor dem Ruhestand vor neue, oftmals unterschätzte Herausforderungen. Gleichzeitig stehen Senior*innen bisher nicht oder nur gering im Fokus von Finanzinstitutionen, obwohl finanzielle Sicherheit und der Umgang mit begrenzten Ressourcen im Alter eine zentrale Voraussetzung für gesellschaftliche Teilhabe und Würde darstellen. Erschwerend kommt hinzu, dass es in Deutschland an einer breit angelegten nationalen Strategie zur Finanzbildung fehlt. Dies zeigt sich unter anderem darin, dass es trotz erhöhter Armutsrisiken und einer vergleichsweise geringen finanziellen Bildung bislang keine oder nur sehr wenige bildungspolitische sowie wissenschaftliche Initiativen gibt. Somit fehlt es für Senior*innen an Unterstützung, um finanzielle Entscheidungen im Ruhestand fundiert zu treffen und ihre ökonomische Lebenslage zu sichern. Das birgt Risiken für finanzielle Exklusion und mindert die Chancen auf einen finanziell sicheren Ruhestand. Vor diesem Hintergrund gewinnt die Frage an Bedeutung, wie passgenaue, niedrigschwellige und vertrauenswürdige finanzielle Bildungsangebote aussehen müssen.

Forschungsprojekt: Finanzielle Bildung von Senior:innen (FiBiSen)

Das Forschungsprojekt „Finanzielle Bildung von Senior:innen (FiBiSen)" setzt hier an, indem es Wissensstände, Bedarfe und Barrieren älterer Menschen untersucht, um passgenaue Bildungsangebote im Kontext einer alternden Gesellschaft zu entwickeln. Somit soll das Projekt zur Steigerung und zum Erhalt des finanziellen Wohlergehens beitragen. Gleichzeitig werden Stimmen hörbar gemacht, die in der Finanzbranche bislang kaum Beachtung finden, aber für die Entwicklung fairer und diversitätssensibler Strategien von zentraler Bedeutung sind. Das Projekt wird von drei Professorinnen und Professoren (Autor*innen dieses Beitrags) der IU Internationale Hochschule durchgeführt und finanziell gefördert. Drei zentrale Forschungsfragen strukturieren das Vorhaben:

1. Welche Bereiche finanzieller Bildung und Information sind für Senior*innen besonders relevant?
2. In welchen Bereichen zeigen sich Wissenslücken?

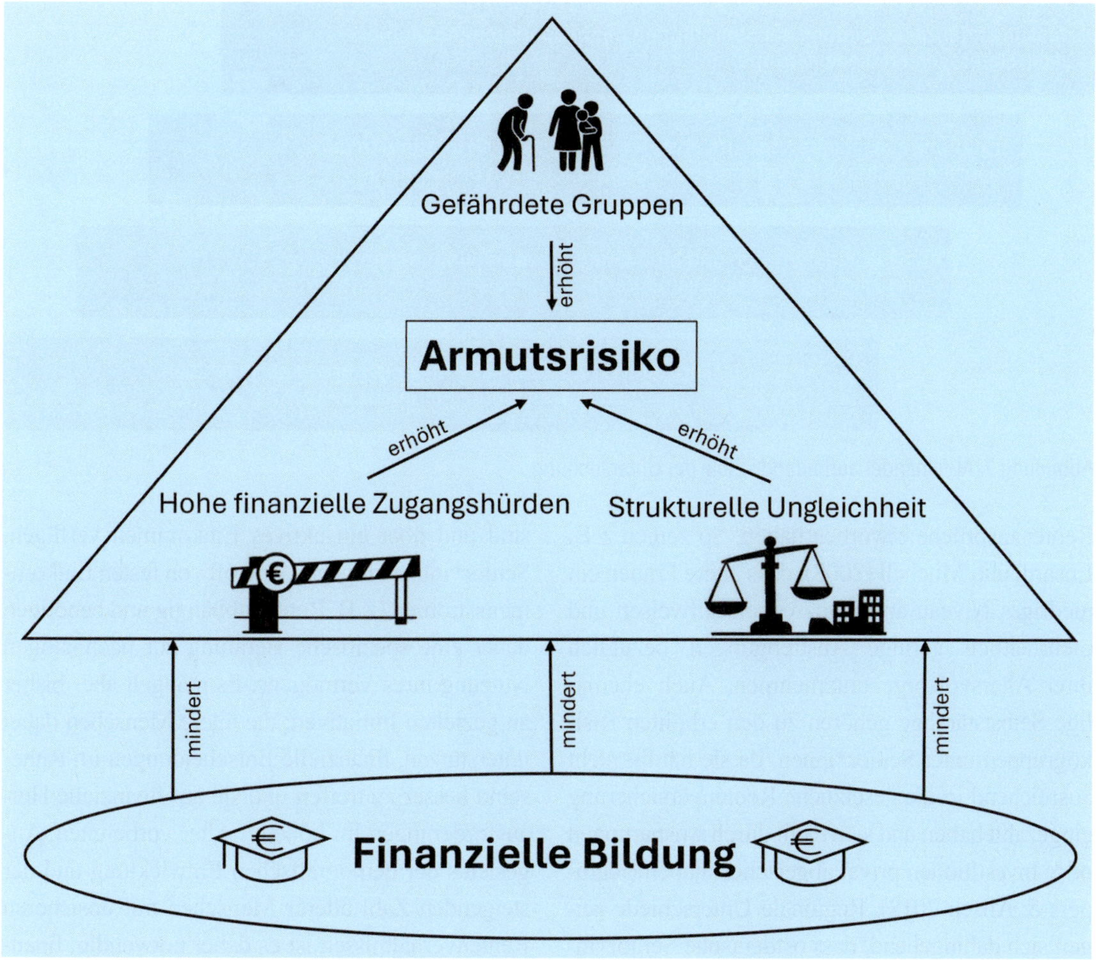

Abbildung 1: Zentrale theoretische Grundlagen

3. Welche Fortbildungs-, Informations- und Beratungsmaßnahmen wünschen sich Senior*innen bezüglich finanzieller Bildung und Wissen?

Fehlende finanzielle Bildung und strukturelle Ungleichheiten

Finanzielle Bildung wird als Prozess verstanden, in dem Menschen ihr Wissen über Finanzprodukte, -konzepte und -risiken erweitern. Durch gezielte Informationen, Anleitung und unabhängige Beratung entwickeln sie die notwendigen Fähigkeiten und das Vertrauen, um finanzielle Chancen und Risiken besser einzuschätzen, fundierte Entscheidungen zu treffen, geeignete Unterstützungsquellen zu erkennen und wirksame Maßnahmen zur Verbesserung ihrer finanziellen Situation zu ergreifen (OECD 2024). Jedoch fehlt es gerade sozial benachteiligten Bevölkerungsgruppen an notwendigem Wissen und Kompetenzen, um mündige finanzielle Entscheidungen zu treffen und sie haben einen erschwerten Zugang zu Finanzdienstleistungen, siehe Abbildung 1 (Seeber & Retzmann 2017). Dies ist kein individuelles Defizit, sondern Ausdruck struktureller Ungleichheiten, die sich auch in institutionalisierten Bildungssystemen zeigen, in denen soziale Herkunft und Bildungserfolg eng miteinander verknüpft sind. Die Folge kann finanzielle Exklusion sein, von der insbesondere ärmere, ältere und weibliche Bevölkerungsteile betroffen sind (Bucher-Koenen & Knebel 2021).

Geringeres Interesse, Erwerbsbiographien und regionale Unterschiede

Gerade für Personen, die das Renteneintrittsalter erreicht haben, zeigen Studien einen niedrigeren Grad an finanzieller Bildung (z. B. Burke et al. 2018; Lusardi & Mitchell 2014). Es wird vermutet, dass in dieser Altersgruppe geringeres Interesse an Aspekten finanzieller Bildung vorliegt (Musah et al. 2022). Zugleich sind Senior*innen im Vergleich zu anderen Altersgruppen insgesamt stärker von Armut betroffen, wobei es innerhalb der Gruppe der Senior*innen Personengruppen gibt, die einem nochmals erhöhten Risiko ausgesetzt sind (Brettschneider & Klammer 2020). Hierzu gehören z. B. ältere Frauen, die aufgrund familiärer Verpflichtungen und/oder Teilzeittätigkeiten längere Erwerbsunterbrechungen und somit oft niedrigere

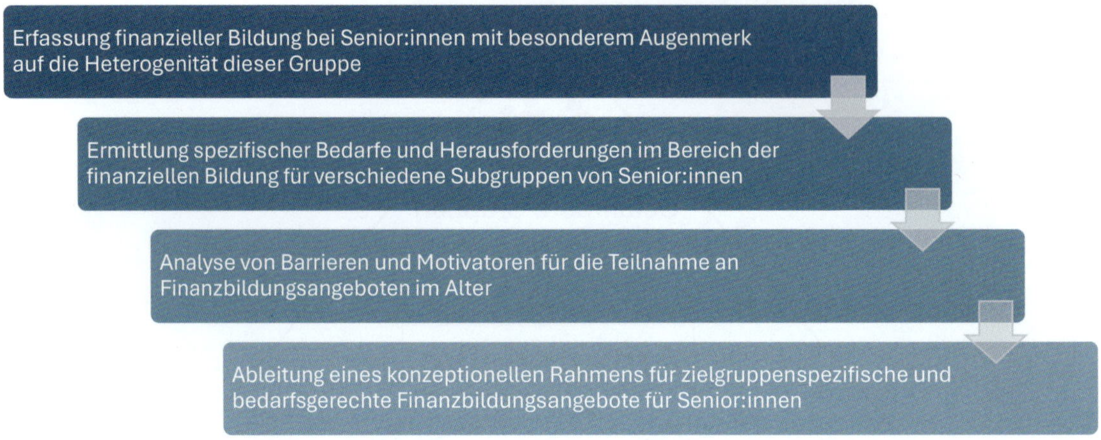

Abbildung 2: Aufeinander aufbauende Ziele der Untersuchung

Rentenansprüche erworben haben. So zeigen z. B. Lusardi und Mitchell (2008), dass ältere Frauen ein niedriges Niveau an Finanzwissen aufweisen und mehrheitlich geringe Anstrengungen bezüglich ihrer Altersvorsorge unternehmen. Auch ehemalige Selbstständige gehören zu den erhöhten Risikogruppen unter Senior*innen, da sie häufig nicht ausreichend in die gesetzliche Rentenversicherung eingezahlt haben und sich nicht durch Ansparungen oder Investitionen privat abgesichert haben (Kümpers & Alisch 2018). Regionale Unterschiede zeigen sich dahingehend, dass ostdeutsche Senior*innen, die durch wirtschaftliche Umbrüche nach der Wiedervereinigung von Erwerbsunsicherheiten betroffen waren, geringere Rentenansprüche aufgebaut haben. Auch in Westdeutschland gelten ältere Menschen mit diskontinuierlichen oder mehrfach unterbrochenen Erwerbsbiografien als besonders gefährdet, da längere Phasen von Arbeitslosigkeit oder atypischer Beschäftigung ihre finanzielle Absicherung im Alter erheblich reduzieren (Klammer & Brettschneider 2020).

Besondere Forschungs- und Interventionsbedarfe für Senior*innen

Trotz der erhöhten Armutsrisiken für viele Senior*innen und ihrer nachweislich vergleichsweise geringen finanziellen Bildung wird diese Zielgruppe bisher kaum in bildungspolitischen und -wissenschaftlichen Debatten berücksichtigt. Bildungsangebote im Bereich der finanziellen Bildung konzentrieren sich vor allem auf finanzielle Allgemeinbildung in der Schulzeit oder auf Programme zur finanziellen Kompetenz während des Erwerbslebens. Es fehlt an maßgeschneiderter finanzieller Beratung, die speziell auf die Bedürfnisse älterer Menschen zugeschnitten ist, da sich Finanzberatung häufig auf jüngere Kunden konzentriert, die noch in den Arbeitsmarkt integriert sind und über ein aktives Einkommen verfügen. Senior*innen hingegen sind oft von festen Einkommensströmen (z. B. Rente) abhängig und benötigen daher eine spezifische Beratung zur nachhaltigen Nutzung ihres Vermögens. Es mangelt aber bisher an gezielten Initiativen, die ältere Menschen dabei unterstützen, finanzielle Entscheidungen im Ruhestand besser zu treffen und sie auf finanzielle Herausforderungen im höheren Alter vorbereiten. Angesichts der demografischen Entwicklung und der steigenden Zahl älterer Menschen mit unsicheren Rentenverhältnissen ist es daher notwendig, finanzielle Bildungsangebote verstärkt für Senior*innen auszubauen und an ihre spezifischen Bedürfnisse anzupassen. Genau an diesen Punkten setzt das Forschungsprojekt „Finanzielle Bildung von Senior:innen (FiBiSen)“ an.

Mehrstufiges Vorgehen

Vor dem Hintergrund der zuvor dargestellten theoretischen Grundlagen sowie des aufgezeigten Forschungs- bzw. Interventionsbedarfs ergeben sich die in Abbildung 2 genannten, aufeinander aufbauenden Zielsetzungen. Diese sequenzielle Zielsetzung soll dazu beitragen, die finanzielle Lebensqualität älterer Menschen in Deutschland nachhaltig zu verbessern und politische Entscheidungsträger sowie Bildungsanbieter mit evidenzbasierten Handlungsempfehlungen zu unterstützen. Das Forschungsvorhaben verbindet dabei verschiedene Methoden (sogenanntes Mixed-Methods-Design). Zuerst werden Senior*innen in Einzelinterviews befragt, um ihre Erfahrungen und Bedarfe zu erfassen. Anschließend erfolgt eine Online-Befragung, um eine breite und repräsentative Datengrundlage zu schaffen. Diese soll die Ergebnisse überprüfen und untermauern. Dadurch sollen Erkenntnisse gewonnen werden, die sowohl die individuellen

Erfahrungen, Bedarfe und Wissensdefizite der Zielgruppe berücksichtigen.

Aktueller Stand und Ausblick

Die Laufzeit des Forschungsprojekts beträgt zwei Jahre, von Oktober 2025 bis September 2027. In einem ersten Arbeitsschritt wurden von Oktober bis November 2025 zwanzig Interviews mit Senior*innen geführt. Grundlage dafür waren aus dem Forschungsstand abgeleitete Kriterien (Mindestalter 60 Jahre, Geschlecht, regionale Verortung). Es wurden gezielt Organisationen wie Kirchengemeinden oder Träger der Sozialen Arbeit angesprochen, die mit der Zielgruppe zusammenarbeiten, um Interviewpartner*innen für die Studie zu gewinnen. Über diesen ersten Zugang wurde das Sampling ferner durch das sogenannte Snowball-Sampling-Prinzip erweitert, um eine ausreichend große Anzahl zu gewinnen. Auffällig war in diesem Prozess, dass sich bei Anfragen für die Teilnahme durchaus Vorbehalte gegenüber dem Themenbereich Finanzen bzw. finanzieller Bildung zeigten und angefragte Personen Absagen damit begründeten, dass sie sich zu diesen Themen nicht äußern wollen bzw. hierüber auch keine Kenntnisse haben. Insbesondere Seniorinnen zeigten eine geringe Teilnahmebereitschaft, nach eigenen Aussagen vorwiegend wegen geringer Kenntnisse in diesem Bereich. Dieses Zwischenergebnis verweist bereits darauf, dass bei Seniorinnen ein besonders hoher (Nachhol-)Bedarf in Bezug auf finanzielle Bildung vorliegt.

Im Anschluss an die Auswertung der Interviews ist für 2026 die Entwicklung und Durchführung der quantitativen Befragung geplant. Die Auswertung soll im Zeitraum Ende 2026 bis Anfang 2027 erfolgen. Abschließend ist für den Sommer 2027 ein finaler Workshop zur Vorstellung und Diskussion der Ergebnisse mit verschiedenen Stakeholdern geplant. Die Erkenntnisse bilden die Grundlage, um anschließend passgenaue Angebote zu finanzieller Bildung für Senior*innen entwickeln zu können. Ein geplantes Anschlussprojekt wurde bereits entworfen.

Literatur

Brettschneider, A./Klammer, U. (2020): Armut im Alter. In: Aner, K./Karl, U. (Hrsg.): Handbuch Soziale Arbeit und Alter. Springer Fachmedien, Wiesbaden, S. 431–440.

Bucher-Koenen, T./Knebel, C. (2021): Finanzielle Bildung: Was soll die Politik tun? In: Vierteljahrshefte zur Wirtschaftsforschung 90/1, S. 11–32.

Burke, J./Luoto, J./Perez-Arce, F. (2018): Soft versus Hard Commitments: A Test on Savings Behaviors. In: Journal of Consumer Affairs 52/3, S. 733–745.

Klammer, U./Brettschneider, A. (2016): Lebenswege, die in die Altersarmut führen: Ergebnisse einer aktuellen Studie. In: BAGSO-Nachrichten: Zeitschrift für Multiplikatoren in der Seniorenarbeit 4, S. 21–23.

Kümpers, S./Alisch, M. (2018): Altern und Soziale Ungleichheiten: Teilhabechancen und Ausgrenzungsrisiken. In: Huster, E.-U./Boeckh, J./Mogge-Grotjahn, H. (Hrsg.): Handbuch Armut und soziale Ausgrenzung. Springer Fachmedien, Wiesbaden, S. 597–618.

Lusardi, A./Mitchell, O. S. (2008): Planning and Financial Literacy: How Do Women Fare? In: American Economic Review 98/2, S. 413–417.

Lusardi, A./Mitchell, O. S. (2014): The Economic Importance of Financial Literacy: Theory and Evidence. In: Journal of Economic Literature 52/1, S. 5–44.

Musah, A./Yakubu, I. N./Abagna, M. A. (2022): Financial Literacy: A Peep into the Literature and Note for Policy. In: Advances in Business Research International Journal 8/2, S. 75–84.

OECD (2024): Finanzbildung in Deutschland: Finanzielle Resilienz und finanzielles Wohlergehen verbessern. OECD Business and Finance Policy Papers. https://doi.org/10.1787/bf84ff64-en.

Seeber, G./Retzmann, T. (2017): Financial Literacy – Finanzielle (Grund-)Bildung – Ökonomische Bildung. In: Vierteljahrshefte zur Wirtschaftsforschung 86/3, S. 69–80.

Autorinnen und Autoren

Prof. Dr. Johannes Treu, Professur für Allgemeine Betriebswirtschaftslehre und Volkswirtschaftslehre an der IU Internationale Hochschule am Campus Berlin. Prof. Dr. Treu ist Experte auf dem Gebiet der finanziellen Bildung, finanziellen Inklusion und finanziellem Wohlergehen.
Kontakt: johannes.treu@iu.org

Prof. Dr. Stephan Otto, Professur für Kindheitspädagogik an der IU Internationale Hochschule am Campus Berlin. Prof. Dr. Otto ist Experte für soziale Ungleichheit im Bildungssystem und der didaktisch-konzeptionellen Gestaltung informeller Bildungsangebote.
Kontakt: stephan.otto@iu.org

Prof. Dr. Okka Zimmermann, Professur für Soziale Arbeit an der IU Internationale Hochschule am Campus Braunschweig. Prof. Dr. Zimmermann ist Expertin für soziale Ungleichheit, soziale Benachteiligungen und leitet das Research Institute zu gesellschaftsrelevanter Bildung an der IU Internationale Hochschule.
Kontakt: okka.zimmermann@iu.org

Bildung als Schlüssel für politische Beteiligung

Mitgliedschaft in Parteien und Bürgerinitiativen in der zweiten Lebenshälfte

Politische Beteiligung – etwa durch die Mitgliedschaft in Parteien oder Bürgerinitiativen – ist eine zentrale Voraussetzung für das Funktionieren demokratischer Systeme, da sie die Einbindung unterschiedlicher sozialer Interessen in politische Entscheidungsprozesse ermöglicht. In unserer Gesellschaft des langen Lebens gewinnt politische Teilhabe bis ins hohe Alter an Bedeutung. Der Beitrag untersucht daher, wie Menschen in der zweiten Lebenshälfte in politische Organisationen eingebunden sind. Anhand von Daten des Deutschen Alterssurveys aus dem Jahr 2023 wird analysiert, welche sozialen Gruppen in politischen Parteien und Bürgerinitiativen vertreten sind – und wo sich bei der politischen Partizipation soziale Ungleichheiten zeigen.

Politische Beteiligung in Parteien und Bürgerinitiativen

Politische Beteiligung kann unterschiedliche Formen annehmen: Bürgerinnen und Bürger beteiligen sich etwa durch die Stimmabgabe bei Wahlen, durch die Teilnahme an Demonstrationen oder durch eine Mitgliedschaft in politischen Parteien oder Bürgerinitiativen. Sowohl Parteimitgliedschaften als auch das Engagement in Bürgerinitiativen stellen zentrale Ausdrucksformen politischer Teilhabe dar. Sie unterscheiden sich jedoch deutlich hinsichtlich ihrer formalen Organisation, ihrer Reichweite sowie der sozialen Gruppen, die sie jeweils ansprechen. Politische Partizipation wird im Folgenden als freiwillige Beteiligung am öffentlichen Leben verstanden, mit dem Ziel, politische Entscheidungen oder die gesellschaftliche Meinungsbildung zu beeinflussen (van Deth 2014). In der Forschung wird dabei häufig zwischen konventionellen und unkonventionellen Formen politischer Beteiligung unterschieden (Gabriel 2022). Die Mitarbeit in politischen Parteien gilt als klassische, konventionelle Partizipationsform. Sie ist in formalisierte und hierarchisch strukturierte Organisationen eingebettet, folgt festgelegten Verfahren und erfordert in der Regel ein längerfristiges Engagement. Bürgerinitiativen hingegen werden den unkonventionellen Beteiligungsformen zugeordnet. Sie entstehen meist anlassbezogen als Reaktion auf konkrete politische oder gesellschaftliche Probleme, sind häufig lokal verankert und ermöglichen eine vergleichsweise flexible Beteiligung ohne dauerhafte Mitgliedschaft.

Datengrundlage

Der Frage nach politischer Partizipation von Menschen in der zweiten Lebenshälfte gehen wir unter Verwendung der Daten des Deutschen Alterssurvey (DEAS) aus dem Jahr 2023 nach. Der Deutsche Alterssurvey ist eine repräsentative Quer- und Längsschnittbefragung von Personen in der zweiten Lebenshälfte, die vom Bundesministerium für Bildung, Familie, Senioren, Frauen und Jugend gefördert wird. Für unsere Untersuchung verwenden wir die jüngsten Daten aus der mündlichen Befragung 2023, an der 4.992 Personen ab 43 Jahren teilgenommen haben. Für den Beitrag vergleichen wir die Anteile von Mitgliedern in Parteien und Bürgerinitiativen nach Altersgruppen und Bildungsunterschieden. Dafür unterscheiden wir vier Altersgruppen: 43–55 Jahre (28,7 Prozent), 56–65 Jahre (30,2 Prozent), 66–75 Jahre (20,3 Prozent) und 76–90 Jahre (20,8 Prozent). Der Bildungsstand der Befragten wird anhand des höchsten Schulabschlusses eingeteilt in niedrige (maximal Hauptschulabschluss, 34,8 Prozent), mittlere (maximal

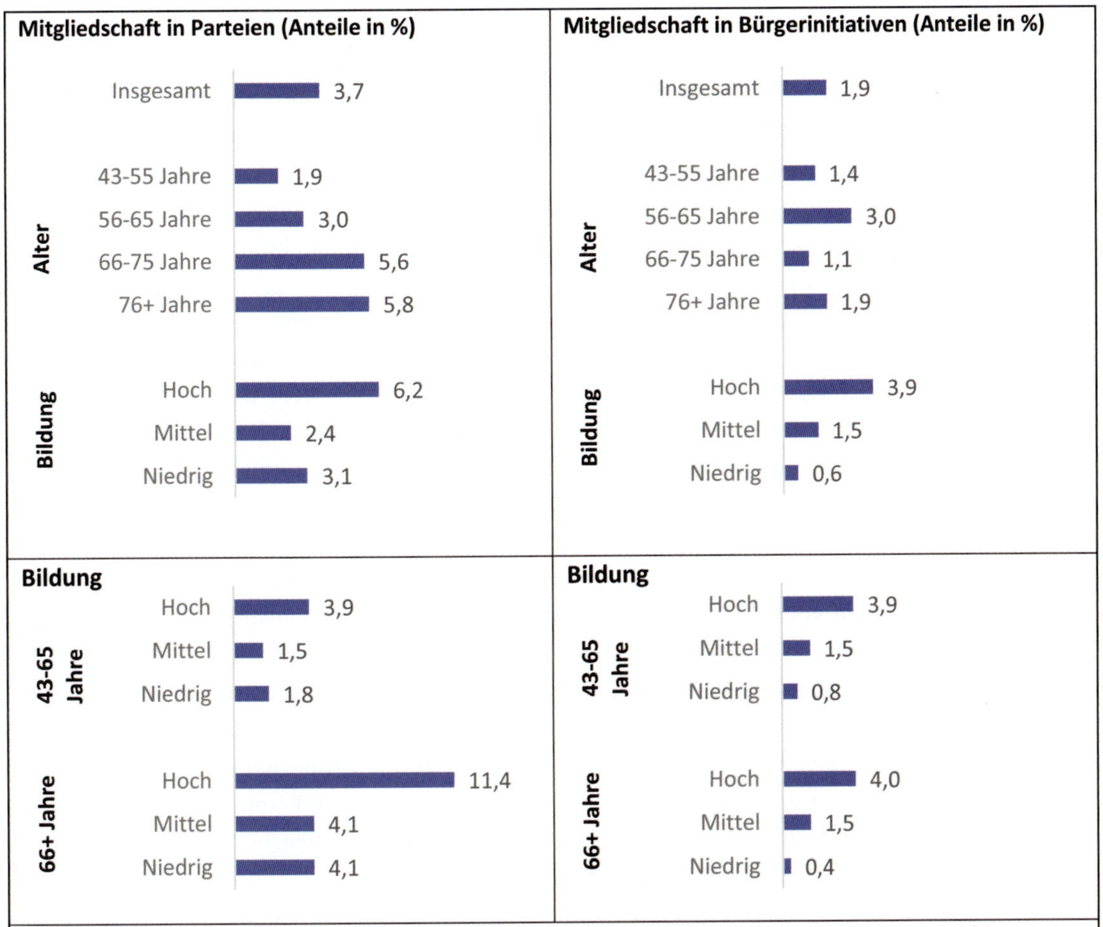

Quelle: DEAS 2023, Version 1.0 ($n_{\text{Insgesamt Parteimitgliedschaft}}$ = 4.988, $n_{\text{Bildung und Parteimitgliedschaft}}$ = 4.985, $n_{\text{Insgesamt Bürgerinitiative}}$ = 4.987, $n_{\text{Bildung und Bürgerinitiative}}$ = 4.984), gewichtet, gerundete Angaben. Der Unterschied zwischen hoher Bildung und niedriger sowie mittlerer Bildung ist sowohl für Bürgerinitiativen und Parteimitgliedschaften als auch für 43- bis 65-Jährige und 66+-Jährige statistisch signifikant.

Abbildung 1: Mitgliedschaft in politischen Parteien und Bürgerinitiativen insgesamt, nach Alter und Bildung sowie nach Bildung innerhalb von Altersgruppen

mittlere Reife, 35,2 Prozent) und hohe Bildung ((Fach-)Hochschulreife, 30,0 Prozent). Die Ergebnisse der Analysen sind in Abbildung 1 dargestellt.

Altersunterschiede bei politischen Parteien und Bürgerinitiativen

Insgesamt ist nur ein kleiner Teil der Personen in der zweiten Lebenshälfte Mitglied in einer Partei oder einer Bürgerinitiative. Parteimitgliedschaften sind dabei deutlich verbreiteter als Mitgliedschaften in Bürgerinitiativen: Der Mitgliederanteil in Parteien lag im Jahr 2023 fast doppelt so hoch wie jener in Bürgerinitiativen. Zudem zeigen sich unterschiedliche Muster je nach Altersgruppe. In den älteren Altersgruppen ist der Anteil der Parteimitglieder im Vergleich zu den jüngeren Altersgruppen deutlich größer. Dieser Befund entspricht den Erkenntnissen, die in anderen Studien gewonnen wurden (z. B. Niedermayer 2024). Dahinter lässt sich ein Generationen- bzw. Geburtskohorteneffekt vermuten: Während Parteien bis in die 1990er-Jahre eine stärkere Bindungswirkung entfalten konnten, ist diese in den letzten drei Jahrzehnten deutlich zurückgegangen, was sich auch in sinkenden Mitgliederzahlen widerspiegelt. Entsprechend sind ältere Mitglieder insbesondere in Parteien wie der SPD und der CDU überrepräsentiert (Niedermayer 2024). Die Altersunterschiede bei der Mitgliedschaft in Bürgerinitiativen weisen hingegen ein anderes Muster auf. Hier ist die Altersgruppe der 56- bis 65-Jährigen am häufigsten vertreten. Auch hier kann die Generationenzugehörigkeit eine Rolle spiele: Die politische Sozialisation dieser Kohorte fiel in die 1970er- und 1980er-Jahre, eine Phase, in der unkonventionelle Partizipationsformen generell an Bedeutung gewannen und zahlreiche Bürgerinitiativen entstanden. Zusätzlich sind Menschen in diesem Lebensalter häufig zeitlich flexibler, weil beispielsweise für Eltern die Anforderungen der Kinderbetreuung in dieser Lebensphase zurückgehen.

Bildung als Schlüssel für politische Beteiligung

Ein Zusammenhang mit dem Bildungsniveau zeigt sich sowohl für Parteimitgliedschaften als auch für die Mitgliedschaft in Bürgerinitiativen: Personen mit hohem formalem Bildungsstand sind deutlich häufiger politisch organisiert. Dieser starke Zusammenhang zwischen Bildung und politischer Beteiligung ist auch in der weiteren Forschung gut belegt (z. B. Westle & Anstötz 2020). Interessant an unseren Ergebnissen ist, dass Personen mit niedrigem Bildungsstand in Bürgerinitiativen kaum vertreten sind, während ihr Mitgliederanteil in Parteien vergleichsweise höher ausfällt. Hier könnten alternative Politisierungswege, etwa über Gewerkschaften oder Betriebsräte, eine Rolle spielen. Innerhalb der Altersgruppen zeigt sich: Die Bildungsunterschiede bei der Mitgliedschaft in Bürgerinitiativen fallen bei jüngeren Mitgliedern nahezu ebenso stark aus wie in der älteren Vergleichsgruppe. Bei Parteimitgliedschaften ergibt sich hingegen ein anderes Bild: Personen ab 66 Jahren mit hohem Bildungsstand sind mit Abstand am häufigsten Parteimitglied; Bildungsunterschiede wirken sich in dieser Altersgruppe stärker aus als bei den 43- bis 65-Jährigen.

Weitere Merkmale für politische Beteiligung

Ergänzende Analysen zu Geschlecht, Einkommen und regionaler Herkunft belegen, dass diese Merkmale für politische Mitgliedschaften in der zweiten Lebenshälfte ebenfalls relevant sind (vgl. Weinhardt et al. 2025). Dabei lassen sich gesellschaftliche Gruppen identifizieren, die in politischen Parteien und Bürgerinitiativen unterrepräsentiert sind. Während Bürgerinitiativen insgesamt eine vergleichsweise egalitärere Zusammensetzung aufweisen, bleibt der Bildungsstand auch hier ein zentraler Einflussfaktor. Deutlich ausgeprägter sind soziale Unterschiede bei Parteimitgliedschaften: Diese variieren stark nach Geschlecht, Einkommen, Bildung und Wohnregion, wobei Männer deutlich häufiger Parteimitglieder sind als Frauen. Auch die regionale Herkunft spielt eine wichtige Rolle: Insbesondere Personen aus den neuen Bundesländern beteiligen sich seltener an konventionellen Beteiligungsformen wie Parteimitgliedschaften als Personen aus den alten Bundesländern, was unter anderem auf historische Erfahrungen mit dem politischen System der DDR, der politischen Wende und der Wiedervereinigung zurückgeführt wird (Gabriel 2022; Weßels 2024). Insgesamt verweisen die Befunde auf fortbestehende strukturelle Barrieren politischer Beteiligung, deren Abbau – insbesondere im Hinblick auf ältere Bevölkerungsgruppen – durch zielgruppenspezifische politische Bildungsangebote unterstützt werden sollte.

Bildungsoffene Strukturen fördern – Altern in seiner Vielfältigkeit repräsentieren

Die Ergebnisse zeigen, dass Bildung ein zentraler Faktor politischer Beteiligung bis ins hohe Alter ist. Ein hoher formaler Bildungsstand erleichtert das Verständnis politischer Prozesse, die Orientierung in politischen Organisationen und die aktive Mitwirkung. Komplexe Organisationsstrukturen, hohe formale Anforderungen und eine voraussetzungsvolle politische Sprache können für Personen mit niedriger Bildung erhebliche Zugangshürden darstellen, sodass bestimmte soziale Gruppen im höheren Lebensalter praktisch weitgehend von politischer Teilhabe ausgeschlossen bleiben.

Die Bedeutung von Bildung für politische Partizipation ist damit nicht nur empirisch belegt, sondern auch sozialpolitisch hoch relevant. Um politische Teilhabe unabhängig vom sozialen Hintergrund zu gewährleisten, bedarf es sowohl des Abbaus von Bildungsungleichheiten als auch einer gezielten Öffnung politischer Organisationen und Beteiligungsprozesse. Gerade mit Blick auf das höhere Lebensalter ist es notwendig, partizipative Strukturen so zu gestalten, dass auch Menschen mit niedriger formaler Bildung ohne besondere Hürden beteiligt werden können – ein Anliegen, das auch im jüngsten Altersbericht der Bundesregierung ausdrücklich betont wird (BMFSFJ 2025).

Autorinnen und Autoren

Dr. Michael Weinhardt, Rebecca Schmelzle, Oliver Platt und **Dr. Frank Berner,** Deutsches Zentrum für Altersfragen (DZA).

Kontakt: www.dza.de

Literatur

Bundesministerium für Familie, Senioren, Frauen und Jugend (BMFSFJ) (2025): Neunter Altersbericht. Alt werden in Deutschland. Vielfalt der Potenziale und Ungleichheit der Teilhabechancen. Online: www.neunter-altersbericht.de/fileadmin/Redaktion/Bericht_Broschuere_Deckblaetter/neunter-altersbericht-bundestagsdrucksache_final.pdf (abgerufen am 12.1.2026).

Gabriel, O. (2022): Politische Partizipation. Einführung in Theorie und Praxis. Springer VS, Wiesbaden.

Niedermayer, O. (2024): Parteimitgliedschaft in Deutschland. Version 2024. Freie-Universität Berlin. Online: https://refubium.fu-berlin.de/handle/fub188/44868 (abgerufen am 12.1.2026).

van Deth, J. W. (2014): A conceptual map of political participation. In: Acta Politica 49, S. 349–367.

Weinhardt, M./Schmelzle, R./Platt, O./Berner, F. (2025): Wer gestaltet mit? Mitgliedschaft in Parteien und Bürgerinitiativen in der zweiten Lebenshälfte. DZA aktuell 04/2025, Deutsches Zentrum für Altersfragen, Berlin.

Westle, B./Anstötz, P. (2020): Politische Partizipation und politisches Wissen: Fördert politisches Wissen die Bereitschaft zu politischer Beteiligung? In: Tausendpfund, M./Westle, B. (Hrsg.): Politisches Wissen in Deutschland: Empirische Analysen mit dem ALLBUS 2018. Springer VS, Wiesbaden, S. 245–290.

Weßels, B. (2024): Politische Integration und politisches Engagement. In: Statistisches Bundesamt (Destatis), Wissenschaftszentrum Berlin für Sozialforschung (WZB) & Bundesinstitut für Bevölkerungsforschung (BiB) (Hrsg.): Sozialbericht 2024. Ein Datenreport für Deutschland. Bundeszentrale für politische Bildung, Bonn, S. 345–352.

Der Beitrag basiert auf dem DZA Aktuell: Weinhardt, M./Schmelzle, R./Platt, O./Berner, F. (2025): Wer gestaltet mit? Mitgliedschaft in Parteien und Bürgerinitiativen in der zweiten Lebenshälfte. In: DZA Aktuell 04/2025. Deutsches Zentrum für Altersfragen, Berlin. https://doi.org/10.60922/4j41-9e13

Lesetipps

Die späten Tage
Über das Altwerden und eine späte große Liebe

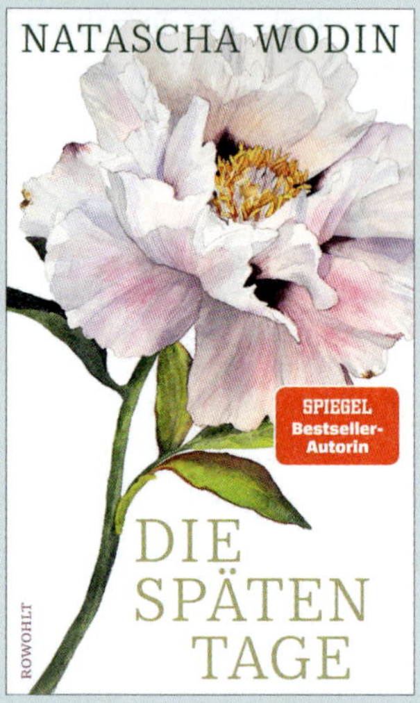

Natascha Wodin, Autorin des Bestsellers *Sie kam aus Mariupol* und eine der großen Autorinnen der deutschsprachigen Gegenwartsliteratur, erzählt in ihrem neuen Buch berührend, ehrlich und poetisch vom Altwerden und einer späten großen Liebe. Es geht um widersprüchliche Gefühle, um Nähe und Fremdsein in einer Beziehung und um die Gedanken an den näher rückenden Tod, den Schmerz des unaufhaltsamen Abschieds.

Was bedeutet es, wenn man sich in hohem Alter noch einmal verliebt? Wenn nicht mehr viel Zeit füreinander bleibt und man sich eigentlich schon im Alleinsein eingerichtet hat? In Natascha Wodins neuem Buch wagt die Erzählerin den Versuch, die Liebe über die Einsamkeit siegen zu lassen, ein letztmögliches Lebensexperiment, in dem sich die Fragen nach Liebe und Tod mit existenzieller Dringlichkeit stellen und die Mühen des Alters zum Alltag gehören. Die Geschichte des Paars ist der rote Faden im Text, einem Gewebe aus Erinnerungen, Reflexionen, Beobachtungen – aufgezeichnet an einem mecklenburgischen See mit Blick auf das Wasser und den gegenüberliegenden Horizont.

Die späten Tage
Über das Altwerden und eine späte große Liebe
Natascha Wodin
Rowohlt Hardcover, 2025
ISBN: 978-3-498-00334-0
288 Seiten, 24 €

Abschied(e)

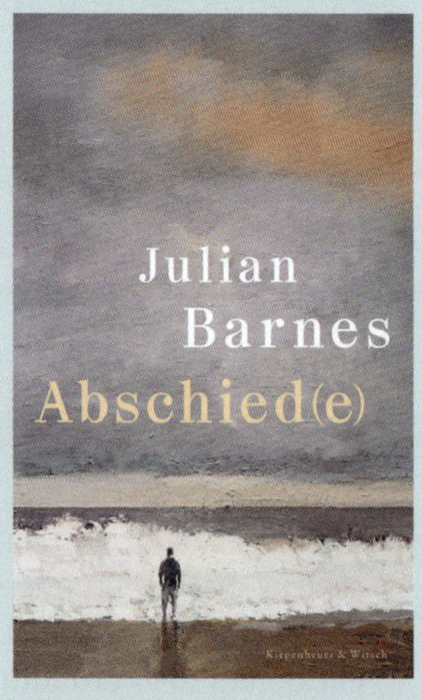

Julian Barnes wird im Januar 2026 achtzig Jahre alt. Er weiß, dass die längste Zeit seines Lebens hinter ihm liegt, und er möchte die Kontrolle darüber behalten, wie man auf dieses Leben blicken wird.

Als Julian Barnes erfährt, dass er eine Krankheit hat, die für ihn tödlich sein kann, aber nicht sein muss, heißt das für ihn, die Dinge zu ordnen. Was zählt im Leben, welche Lebensphase war wichtig, oder trügt die Erinnerung? Er nimmt Abschied, indem er den Anfang und das vermeintliche Ende dieses außergewöhnlichen Schriftstellerlebens erzählt – und eine fiktive Geschichte, in der auch ganz viel Julian Barnes steckt.

Eine literarische, ehrliche Bilanz, ein Blick zurück und nach vorn von Julian Barnes, dem großen englischen Romancier, der sich vielleicht mit diesem Buch vom Schreiben verabschiedet. Schließlich weiß man nie, wann genau das eigene Leben endet.

Abschied(e)
Julian Barnes
Übersetzt von: Gertraude Krueger
Kiepenheuer & Witsch, 2026
ISBN: 978-3-462-00919-4
256 Seiten, 23 €

Abendlied

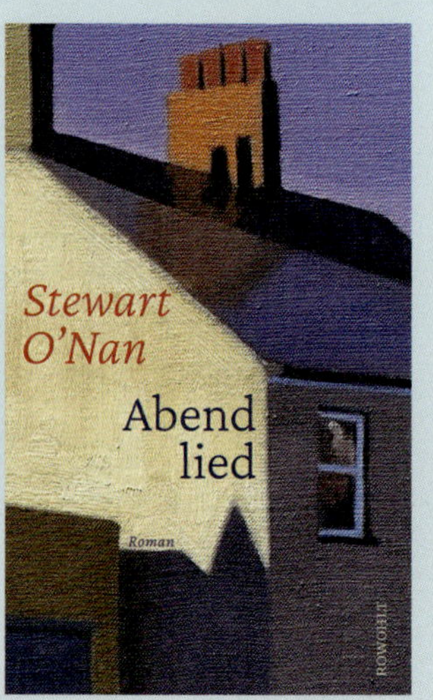

Vier ältere Frauen in Pittsburgh, die zusammenhalten und sich vom Alter nicht unterkriegen lassen: Emily, Krimileserin und Hundeliebhaberin, Arlene, seit langem pensionierte Lehrerin, die von ihrem Gedächtnis im Stich gelassen wird, Kitzi, die sich allzu gerne für andere aufopfert. Und schließlich Susie, mit 63 die Jüngste der vier, die nach ihrer Scheidung langsam den Weg zurück ins Leben und sogar eine neue, aufregende Liebe findet.

Die vier kennen sich aus dem Chor und treffen sich zum Bridge, vor allem aber betreiben sie den Humpty Dumpty Club, eine Selbsthilfeorganisation von und für alte Frauen. Gemeinsam navigieren sie durch familiäre Katastrophen, organisieren Krankenhausbesuche, besuchen Konzerte und halten trotz aller Differenzen zusammen. Und keiner weiß besser als Emily, Arlene, Kitzi und Susie, wie man eine Beerdigung organisiert.

Abendlied
Stewart O'Nan
Übersetzt von: Thomas Gunkel
Rowohlt Hardcover, 2026
ISBN: 978-3-498-00787-4
352 Seiten, 26 €

VORSCHAU

… auf die nächste Ausgabe

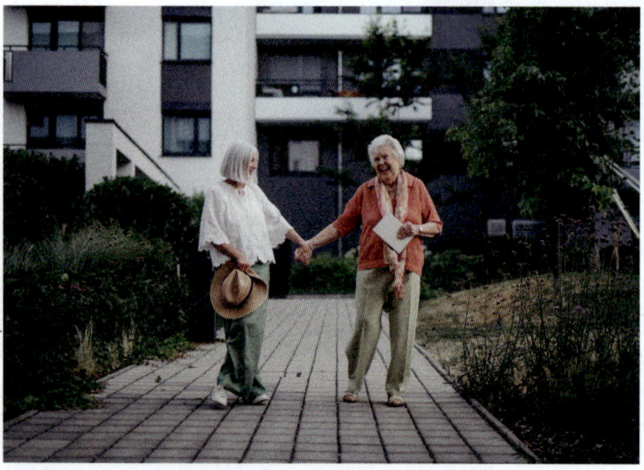

© Shutterstock/Halfpoint

Schwerpunktthema:
Wohnen im Alter

Der Ausblick auf die nachfolgende Ausgabe von ProAlter richtet sich bewusst auf das Wohnen im Alter als zentralen Ankerpunkt. Im Wohnen verdichten sich Fragen von Autonomie, Sicherheit, Gemeinschaft und Versorgung in besonderer Weise. Wie Wohnen gestaltet wird – räumlich, sozial und politisch – entscheidet maßgeblich darüber, ob Städte dem demografischen Wandel gestaltend begegnen oder lediglich reagieren. Dass das kommende Heft sich mit dem Schwerpunkt Wohnen befasst, ist daher kein Zufall, sondern Ausdruck eines kontinuierlichen Engagements: Wohnen, Sozialraum und Stadt bleiben Schlüsselthemen für die Gestaltung einer solidarischen, inklusiven und demokratischen Gesellschaft des langen Lebens.

Weitere Themen:

- SoloAgers
- Politische Bildung im Alter
- Young Adult Carer

Das nächste Heft erscheint

Anfang Juni 2026.

Impressum

ProAlter – Das Fachmagazin für Lebensqualität

ISSN 1430-1911 // **58. Jahrgang**

Herausgeberschaft Univ.-Prof. (em.) Dr. Frank Schulz-Nieswandt (Federführung), Univ.-Prof. Dr. Hermann Brandenburg, Prof.in Dr. Ayse Cicek, Ingeborg Germann, Dr. Miriam Haller, Christian Heerdt M.Sc., Univ.-Prof. Dr. Frank Oswald, Dr. Petra Schönemann-Gieck

V.i.S.d.P. Frank Schulz-Nieswandt

Redaktionsleitung Dr. Kristina Mann

E-Mail proalter@kda.de

Verlag medhochzwei Verlag GmbH
Alte Eppelheimer Straße 42/1, 69115 Heidelberg
www.medhochzwei-verlag.de
Tel. +49 6221 914 96 12, Fax +49 6221 914 96 20
Annette Xandry, Programmleitung
annette.xandry@medhochzwei-verlag.de
Vanessa Keinert, Lektorat
vanessa.keinert@medhochzwei-verlag.de

Covermotiv Susanne Igelmund

Satz Strassner ComputerSatz, Heidelberg

Druck Schleunungdruck GmbH, Marktheidenfeld, A001

Anzeigen Sabine Hornig, Tel. +49 6221 914 96 15, sabine.hornig@medhochzwei-verlag.de

Erscheinungsweise ProAlter erscheint vier Mal jährlich jeweils am 1. März, 1. Juni, 1. September, 1. Dezember.

Preise 2026:

Einzelheft Print: 27,– Euro

E-Paper (PDF) 23,– Euro

Abonnements: **Probeabo** (2 Print-Ausgaben): 38,50 Euro inkl. Versandkosten; **Online-Abo:** 62,– Euro; **Jahresabonnement Inland:** 85,– Euro; **Jahresabonnement Ausland:** 104,– Euro.
Alle Preise verstehen sich inkl. MwSt., Versandkosten und Zugang zum Online-Archiv.
Kündigungen sind bis zu 6 Wochen vor Ende des Bezugszeitraums möglich.

Bestellungen **medhochzwei-verlag.de/shop/**
Telefonischer Kundenservice: Tel. +49 7953 7189076,
Fax: +49 7953 7189082, E-Mail: medhochzwei-verlag@sigloch.de

Artikel in ProAlter geben nicht immer die Meinung der Redaktion wieder. Für unverlangt eingesandte Artikel, Fotos u. Ä. wird keine Haftung übernommen.